指先の激痛・腫れ・しびれ

ヘバーデン結節は自分で治せる!

富永ペインクリニック院長／医学博士
富永喜代

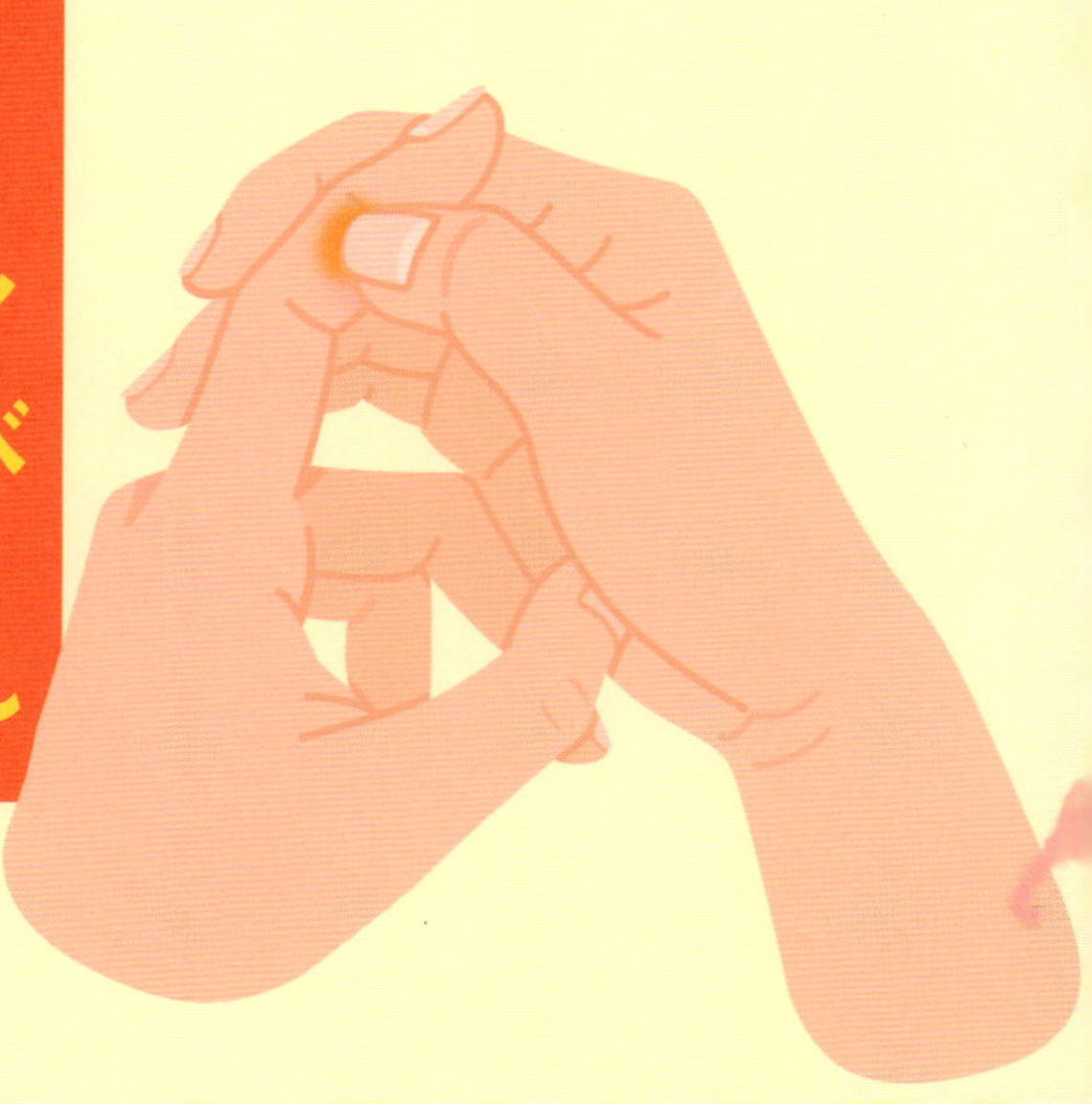

永岡書店

300万人を苦しめる手指の病気

あなたの指先の痛みはヘバーデン結節が原因です

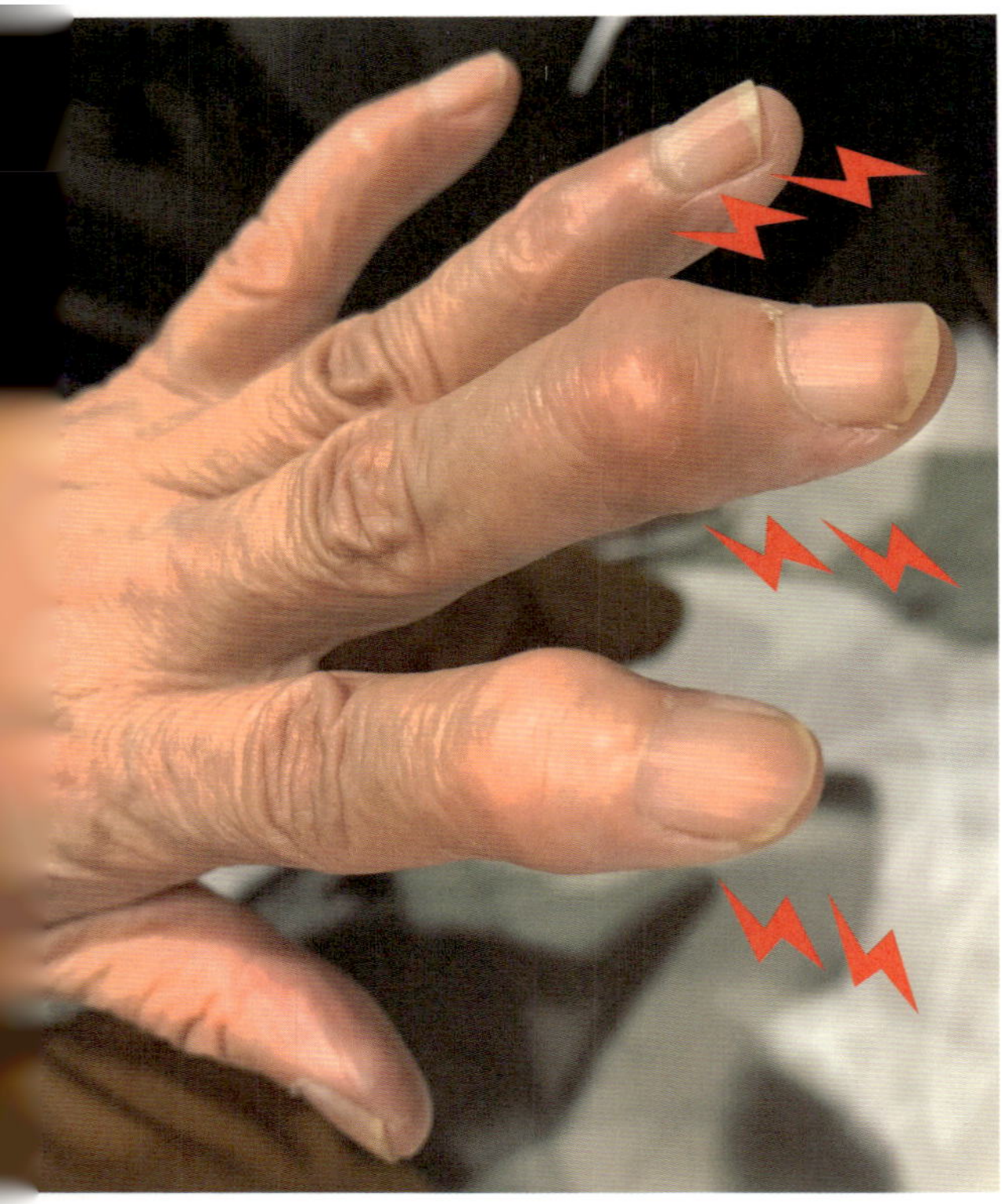

あなたの指、
こんな状態に
なってはいませんか？

こんな人に多い

- 手仕事をする女性
- 肩こり、首こりに悩む女性
- 40歳以降の女性

指の第１関節が腫れて痛み
変形してしまう……これが

ヘバーデン結節です！

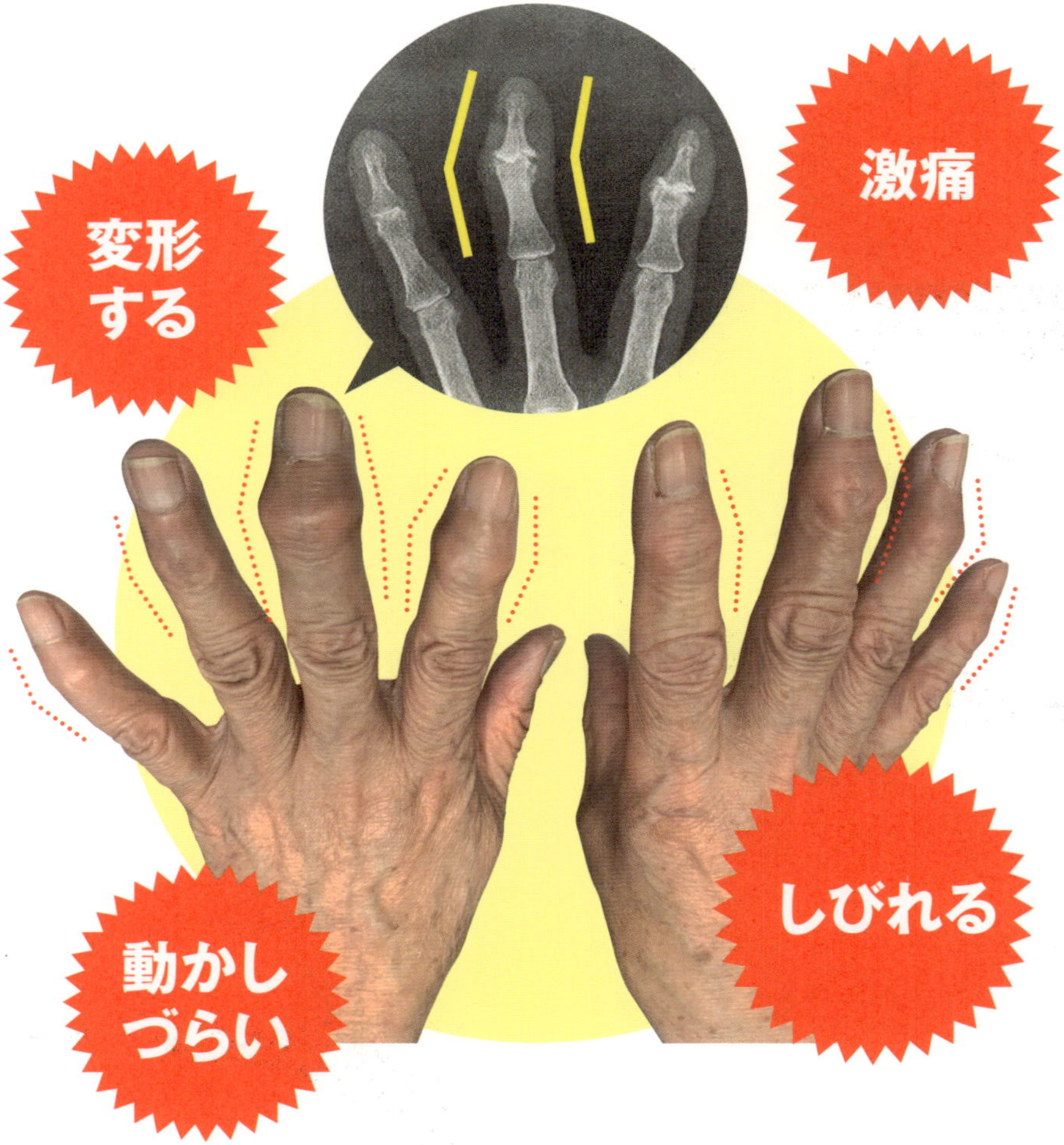

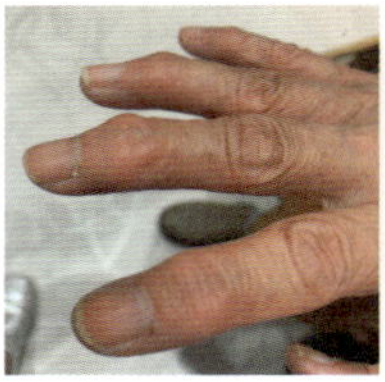

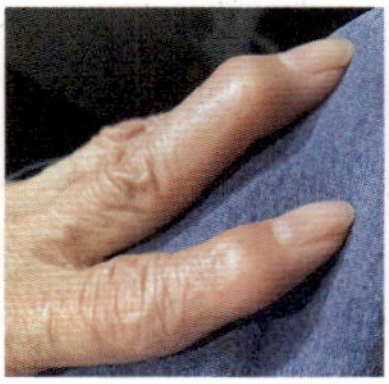

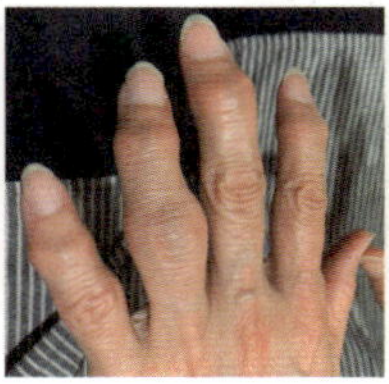

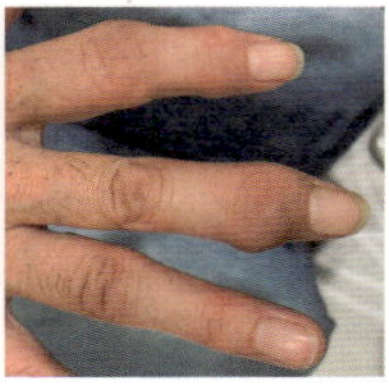

は放置していると
してしまいます

初期

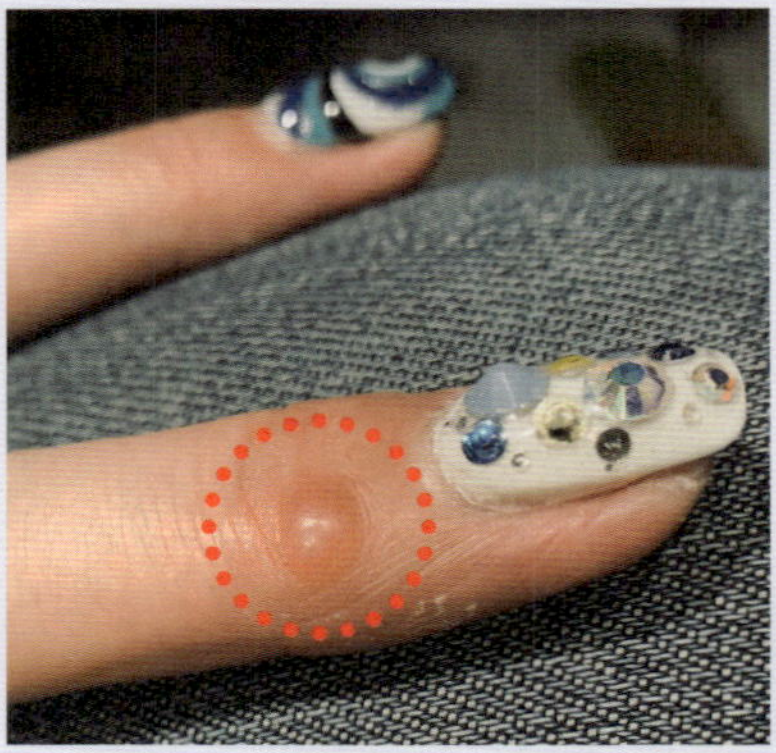

指の第１関節に ぷくっとした腫れが……

ヘバーデン結節の初期の段階では、指の第１関節が赤く腫れたり、第１関節にじんじんとした違和感を覚えたりすることが多い。

指先の痛みや変形が 気になり始める

指の第1関節に力を込めると痛みが走るようになり、手をギュッと強く握ることができない。また前後して、指の腫れや変形が進んでくるようになる。

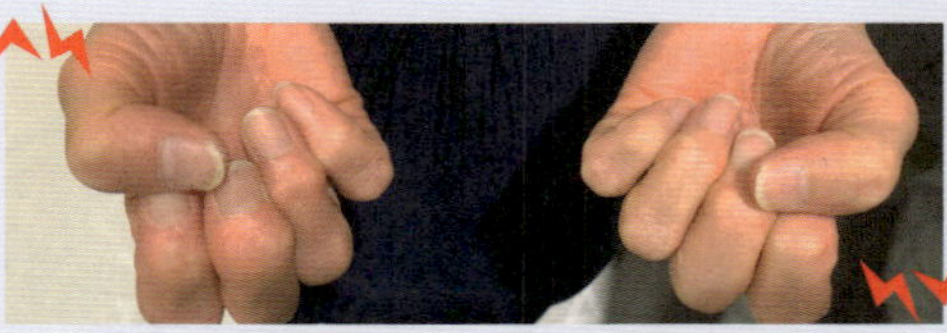

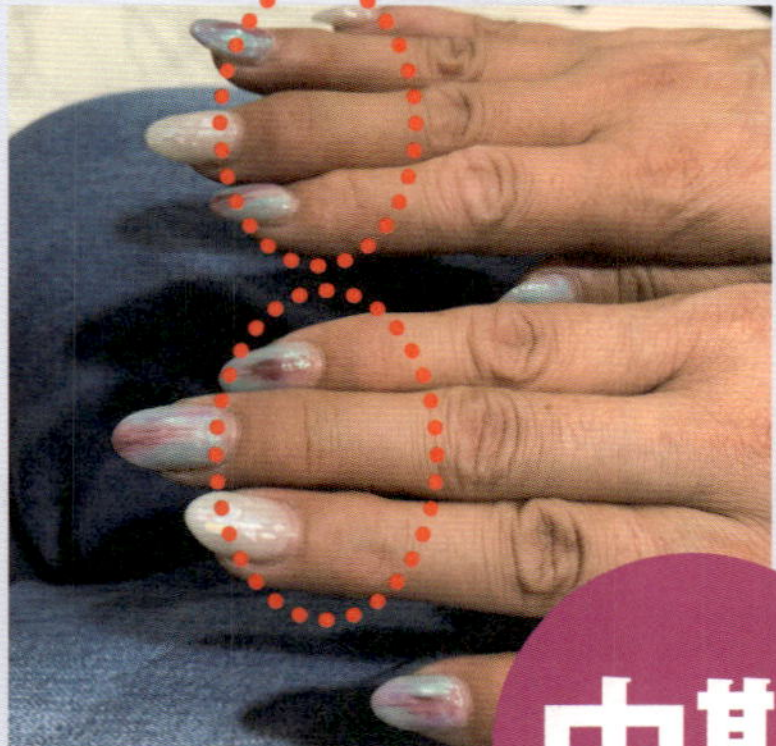

中期

指先が腫れたら注意を!

ヘバーデン結節どんどん進行

後期

指が節くれだって変形し、わずかな刺激で激痛が走る

放っておくと、指の変形はどんどん進んでしまう。ちょっとした刺激でも指に激痛が走り、やがて安静時にも指が痛むようになる。人差し指、中指、薬指、小指……下の写真では、4本の指のすべての第1関節が節くれだって変形しているのがわかる。

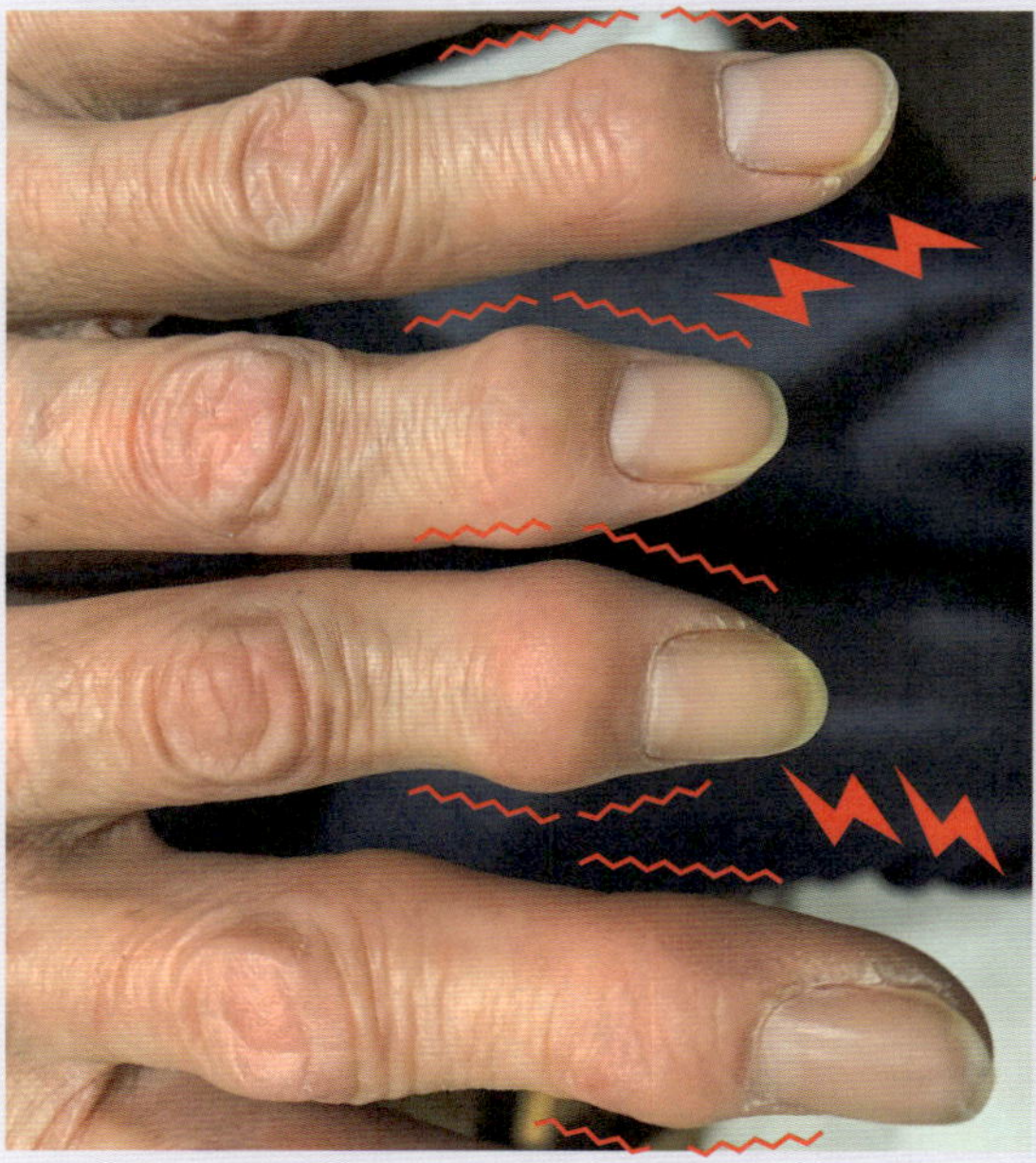

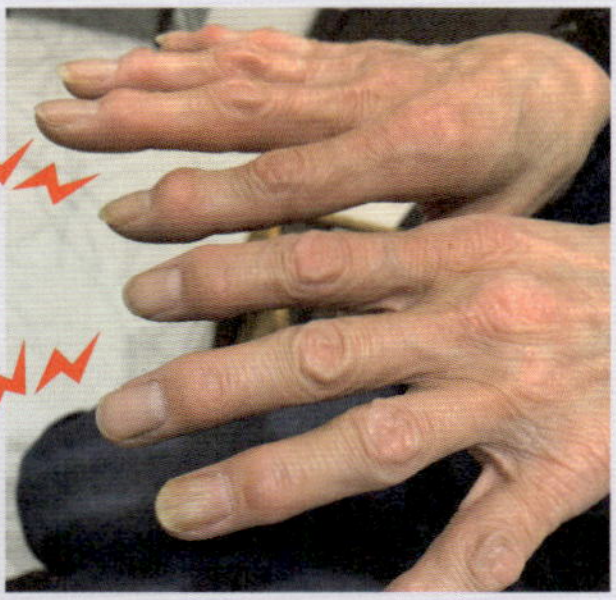

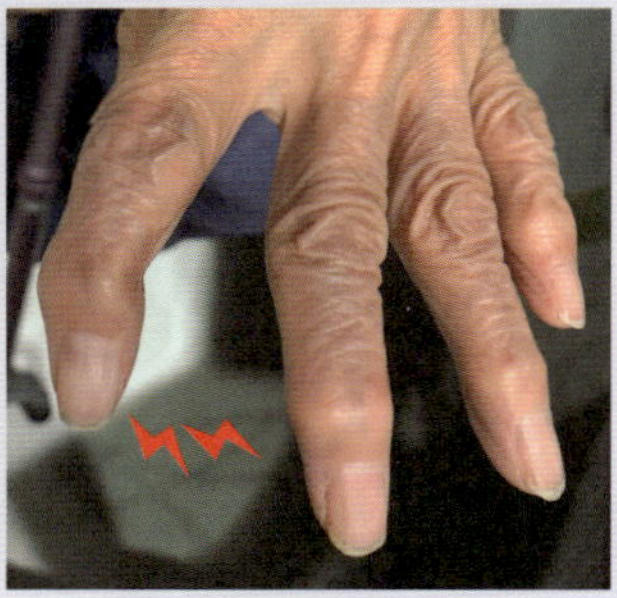

我慢していませんか？

「ヘバーデン結節ですね。これは治すことができません」と言われ、医者から見放された

「歳だから仕方ない」と言われた……

病院で

「リウマチではありません。よかったですね」と医者に言われた。痛みも症状もまったく解決していないのに……

10年間テーピングと痛み止めの治療をしているけど、まったく治らない……

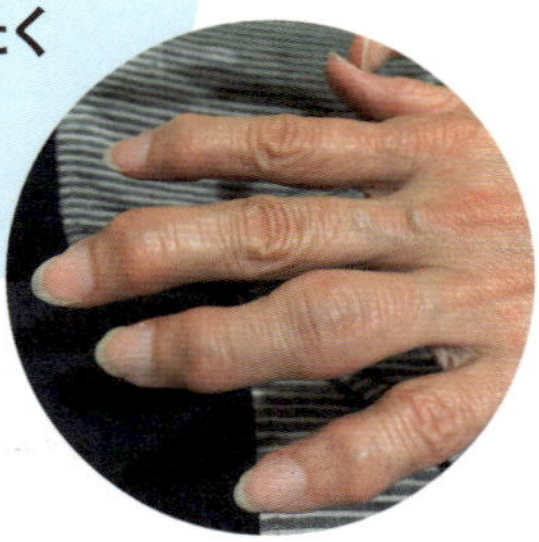

ヘバーデン結節は医療に見放された病気です

ヘバーデン結節は、患者数がたいへん多いのにもかかわらず、医療サイドの治療受け入れ体制が整っていない病気です。原因もまだよくわかっておらず、対策や治療法のセオリーも確立されてはいません。医療機関を受診した際、医師から「治らない」と突き放されてしまうこともめずらしくなく、かえって悩みを深めてしまう患者さんが多いのです。

誰もわかってくれない……

仕事、家事、そして病院でも……

こんなつらい症状を

日常で

ペットボトルのフタを開けることができない

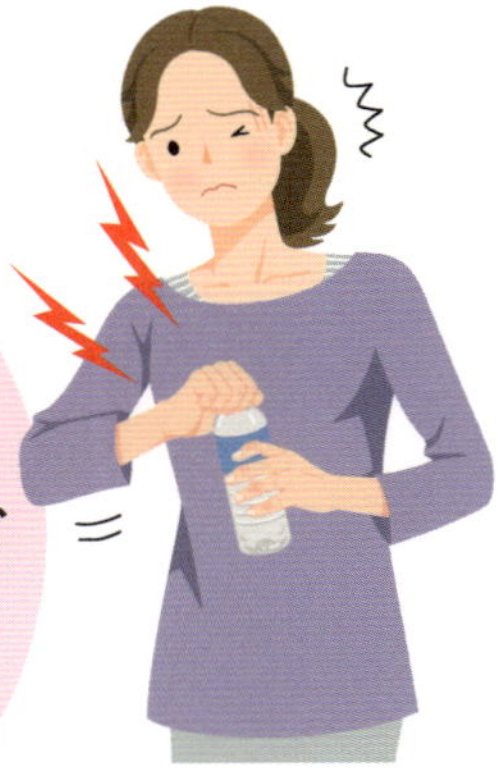

爪切りが使えず、自分の爪を切ることができない

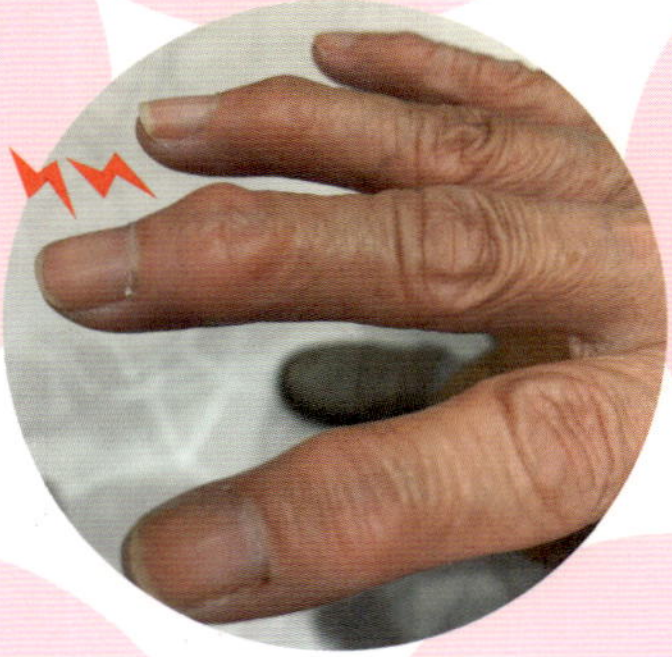

新聞などの紙をめくるのがつらくなってきた

毎朝、手がこわばる

着替えるとき、ボタンを外したりはめたりするたびに指が痛む

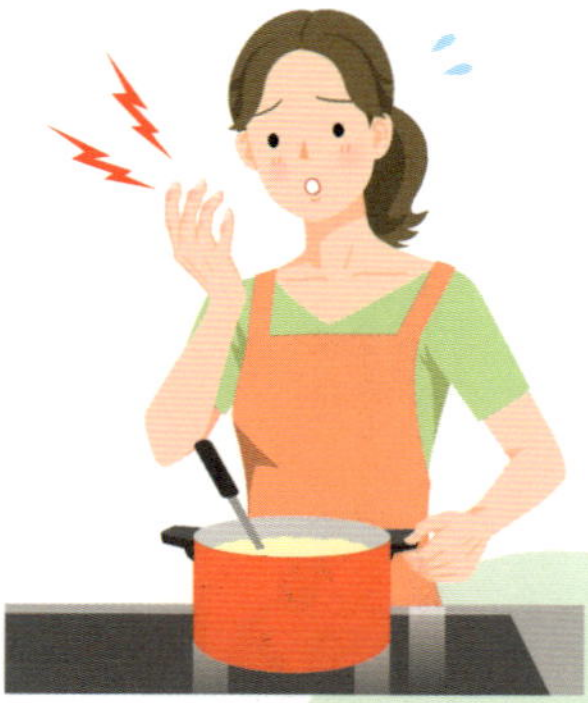

家事や仕事で

ミシンを使うとき、
布地を指でぐっと
押さえるたびに
痛みが走る

指が痛くて
菜ばしが使えない

パソコンの
キーボードを
打っていると、
指が痛くなる

美容師なのに、
ハサミを使ったり
シャンプーしたり
するのが
つらくなってきた

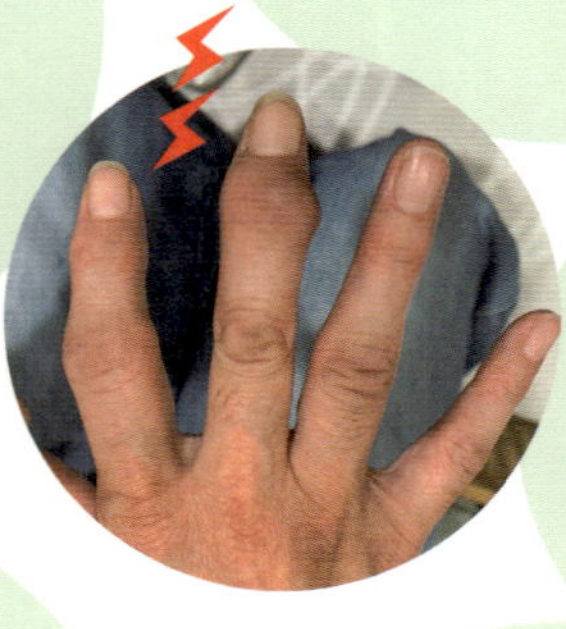

プチトマトの
ヘタをとるときに
指に痛みが走る

フライパンを
使うときに
指がズキッと痛む

買い物の後、
レジ袋の持ち手が
指に食い込んで、
数分も持って
いられない

でも、もう我慢する必要ありません。
治す方法はちゃんとあるのです！

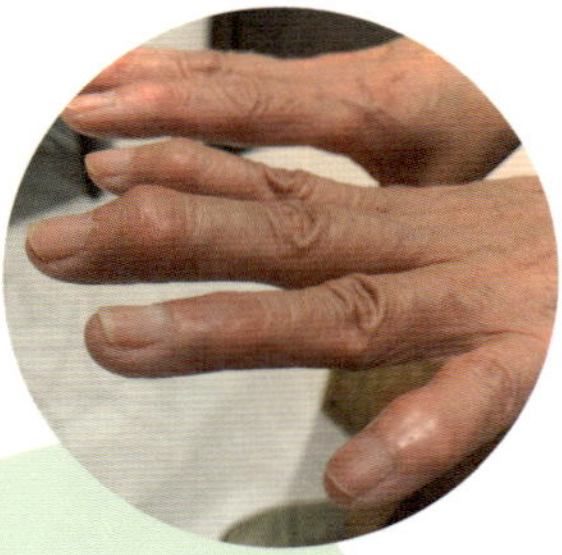

毎日、冷たい水で
お米を研《と》ぐのが
つらい

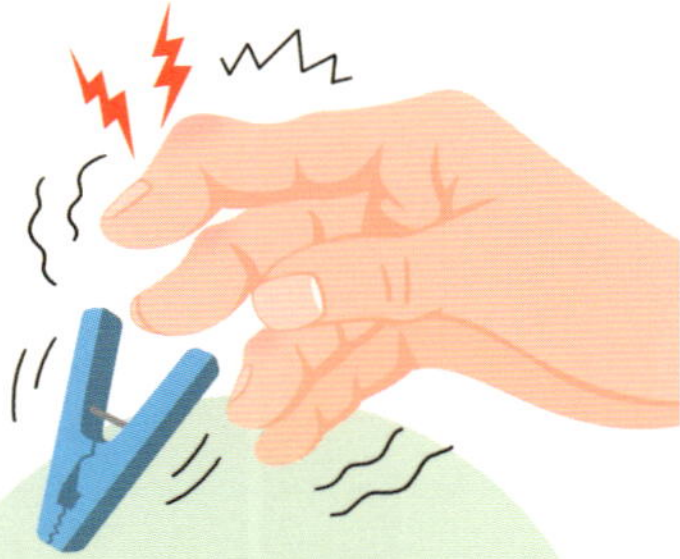

洗濯物を干すとき、
洗濯バサミを
つまめない

包丁でカボチャや
ニンジンを切るとき、
痛くて力を
入れられない

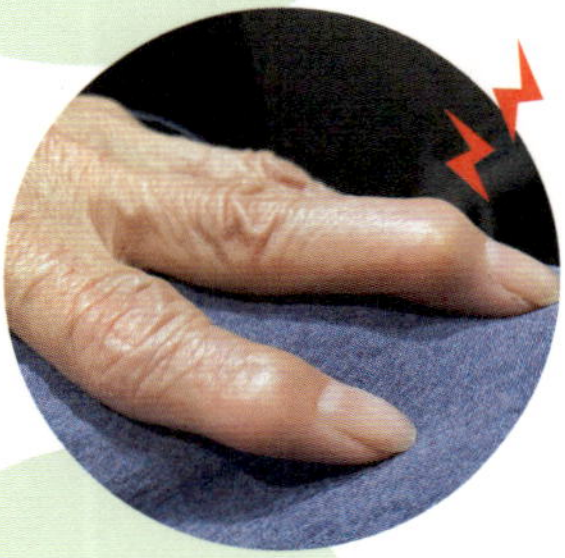

缶詰の
プルトップが
開けられない

治療法は
次のページへ
▶

ヘバーデン結節になると指先の細かい作業が負担に

ヘバーデン結節になると、指を動かして何かをしようとするたびに痛みが走るようになります。仕事でも家事でも、指先を使う作業は多いもの。とくに、指先にグッと力を込めたり、指先で小さいものをつまんだり、指先を冷たい水に浸したりした際に痛むことが多く、手指を使った細かい作業にいちいちストレスを感じるようになります。

もう悩まなくていい!

ヘバーデン結節の激痛は「10秒神経マッサージ」で治せます!

つらい指の痛みがすっきり消えて、指をラクに動かせるようになる!

私は日本で初めて『ヘバーデン結節外来』を開設したのですが、この外来では、もう数えきれないほど多くの患者さんがヘバーデン結節のつらさから解放されています。

外来治療において高い改善効果を上げているのが『10秒神経マッサージ』です。

このマッサージは、手指の神経に働きかけて痛みなどを治療していく画期的なメソッド。治療の効果は、日本ペインクリニック学会でも発表をして、いま多くの注目を集めています。

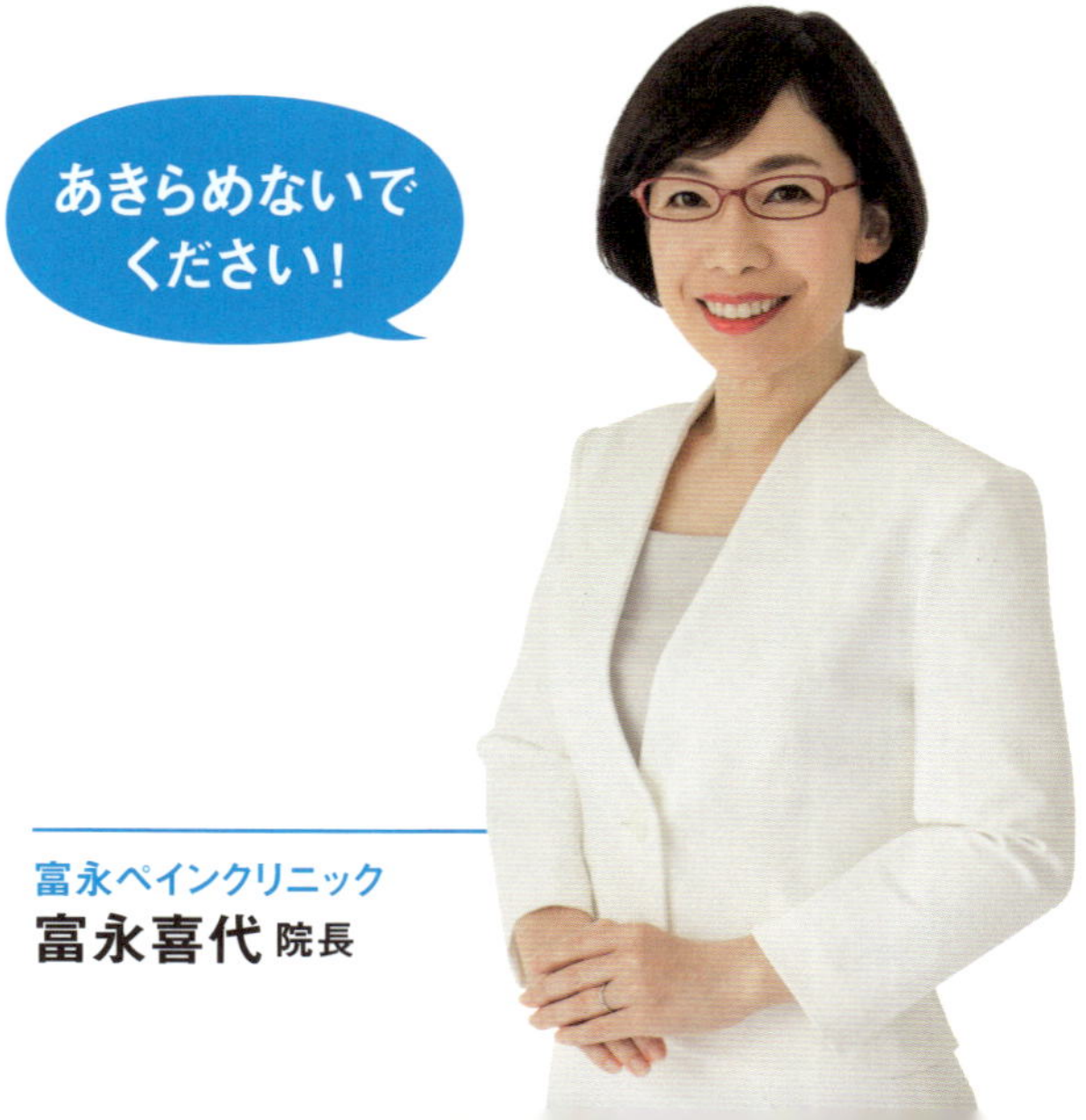

富永ペインクリニック
富永喜代 院長

「10秒神経マッサージ」とは？

親指の爪を立てて、
手指の神経ポイントを10秒間刺激する
治療メソッドです

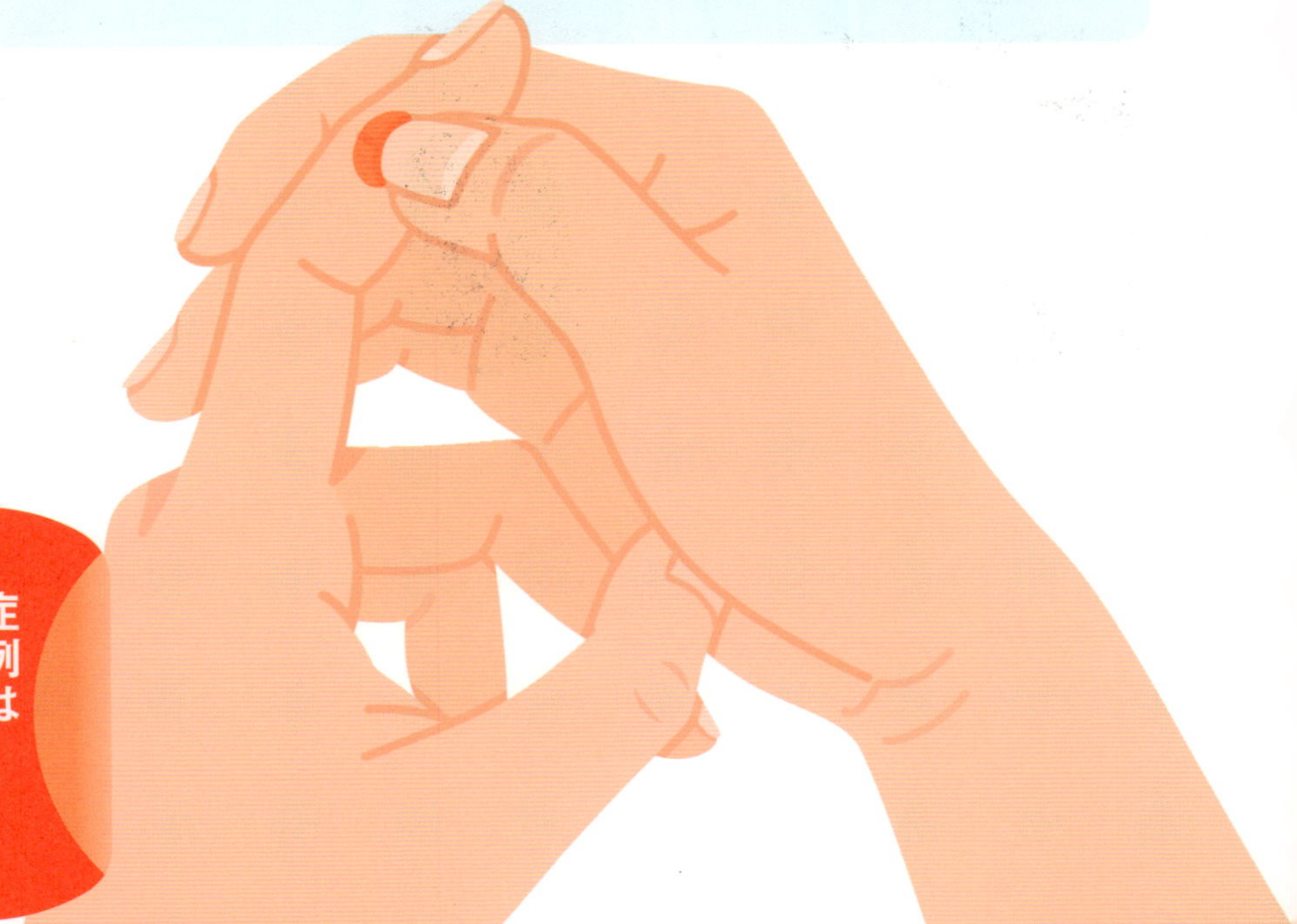

症例は
次のページへ
▶

詳しいやり方は
43ページへ

指の痛みが
劇的に
解消する!

「10秒神経マッサージ」の驚きの痛み改善効果

Before

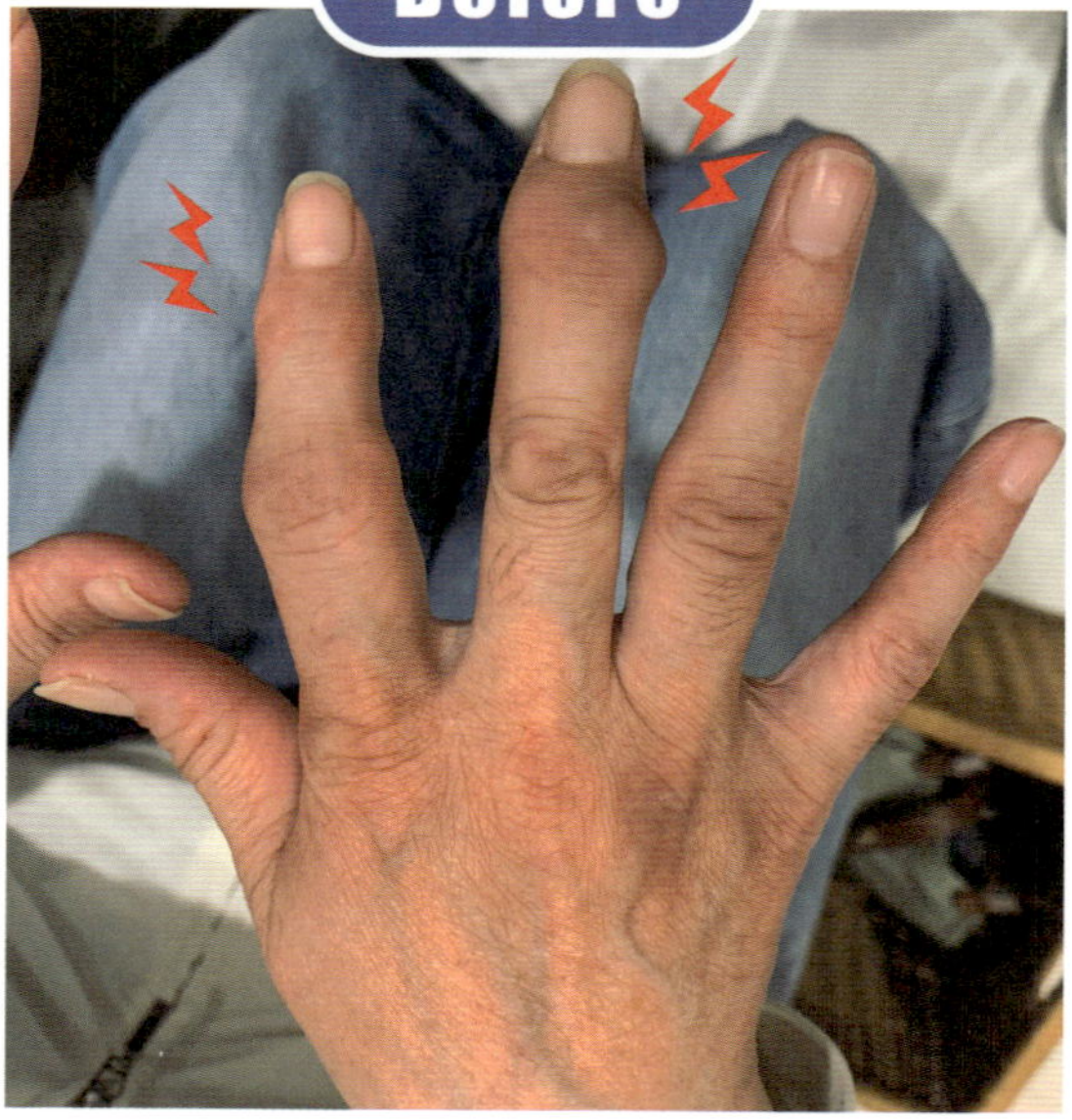

ここがつらい……

× ちょっと触れただけで指が痛い
× 力が込められず、グーをうまく握れない
× 手指がこわばり、指をうまく動かせない

外来を受診した患者さんには、「10秒神経マッサージ」を朝晩2回行なうよう指導しています

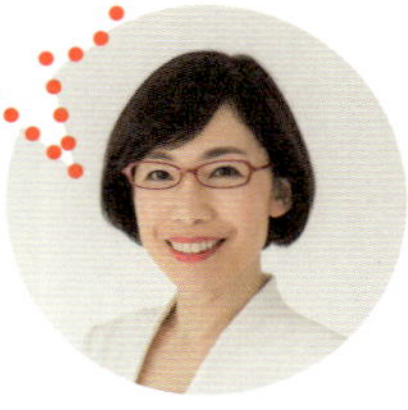

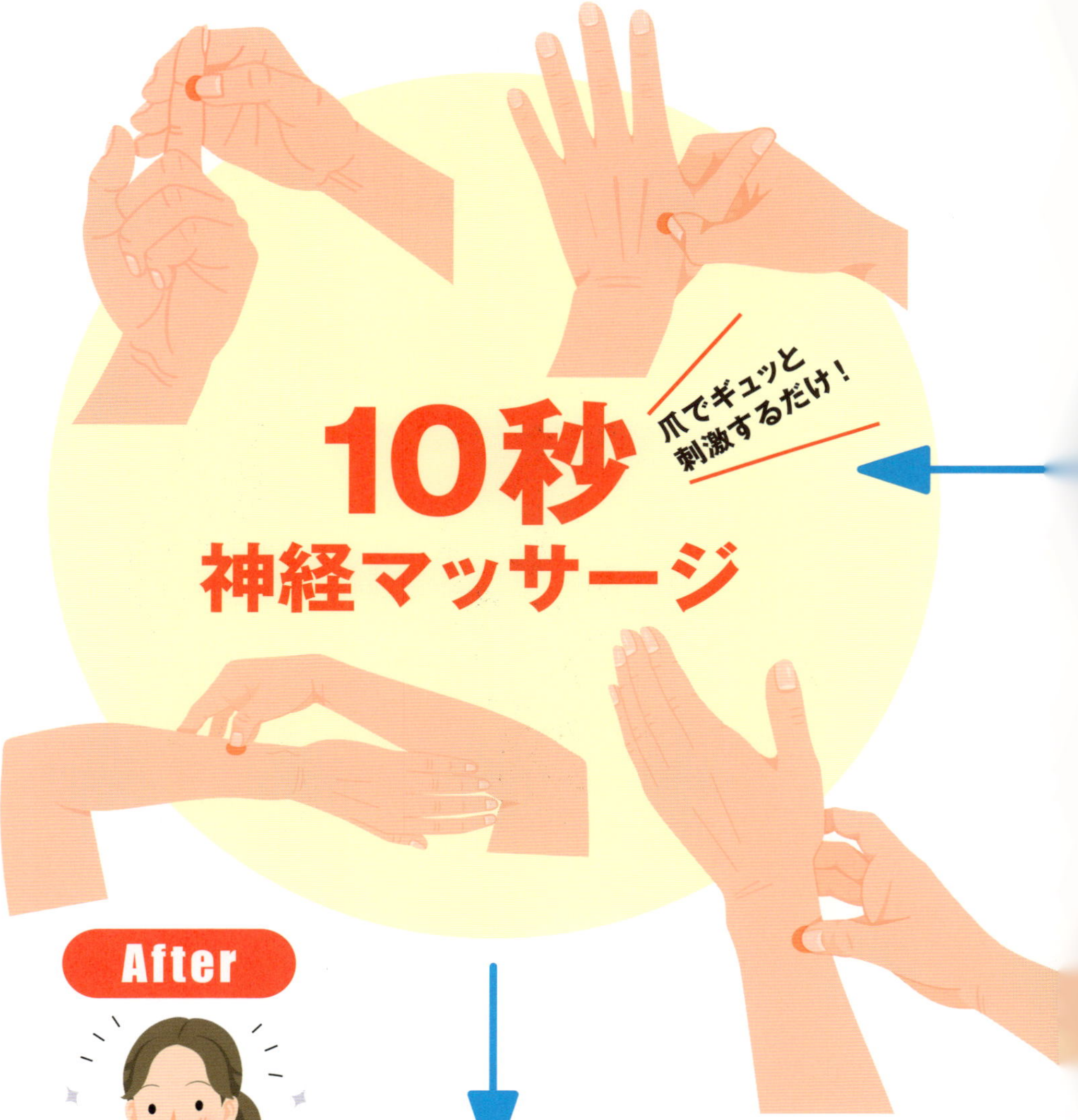

爪でギュッと
刺激するだけ！

10秒
神経マッサージ

After

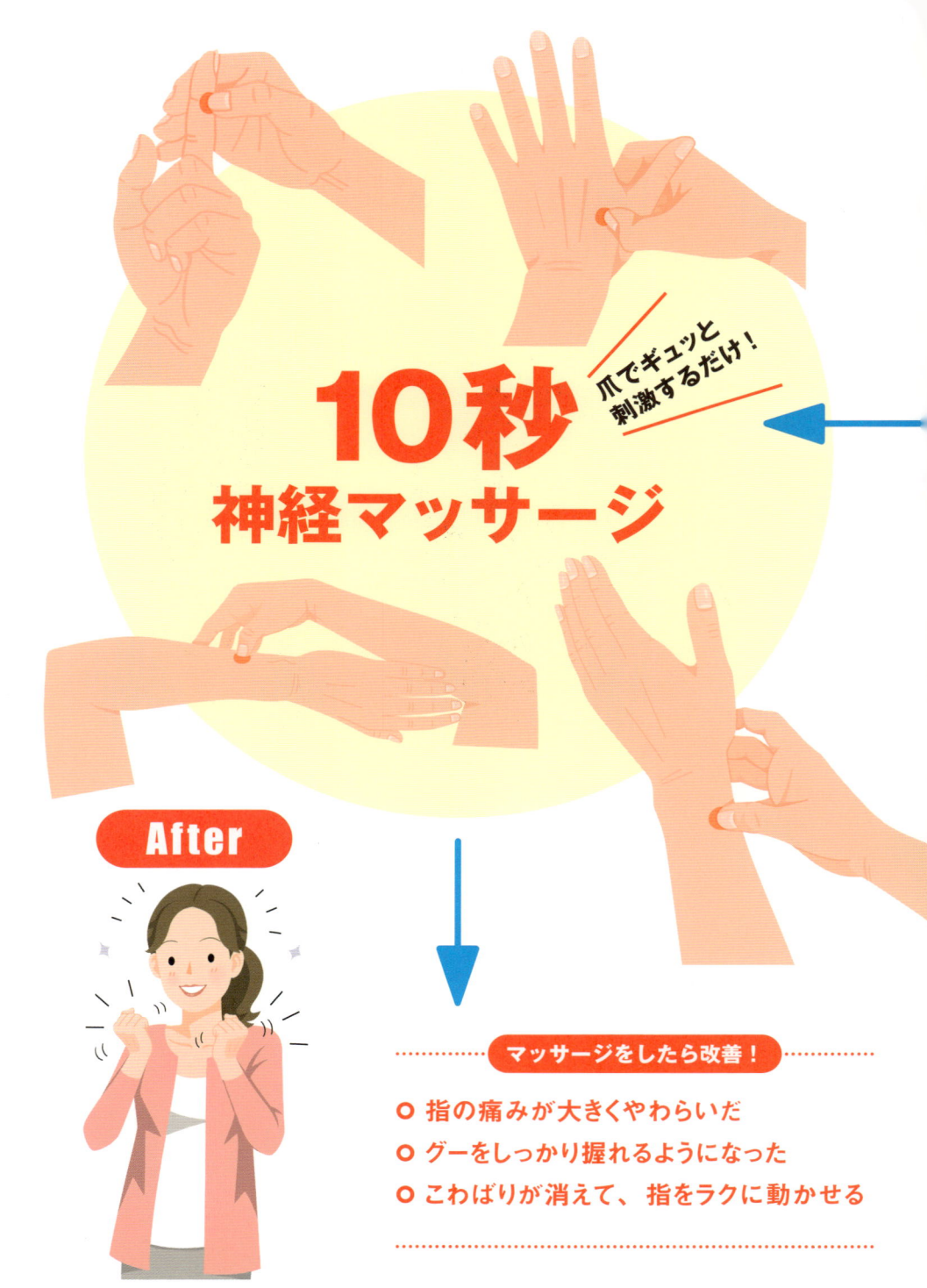

マッサージをしたら改善！

- 指の痛みが大きくやわらいだ
- グーをしっかり握れるようになった
- こわばりが消えて、指をラクに動かせる

手指にしっかり
力を込められるようになり、
台所仕事も洗濯も
グッとラクになりました

O・A さん（54歳・女性）の場合

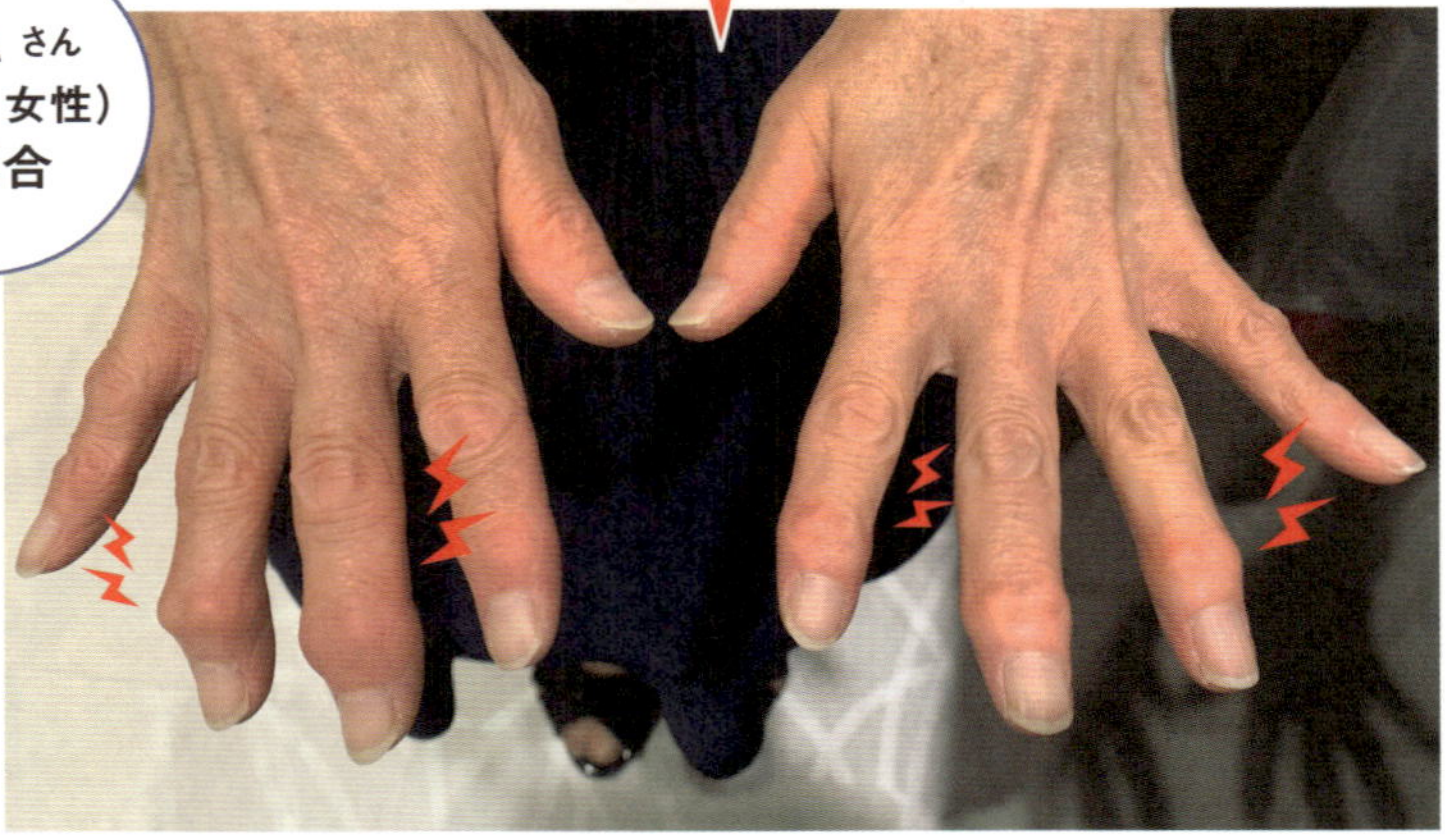

ヘバーデン結節外来にいらしたO・Aさんは、「指が痛くて、手に力を込めることができない」「台所で包丁を持つときも、洗濯でカゴを持つときも、手指に力が入らないと何もできない」と訴えました。しかし、「10秒神経マッサージ」を試してもらったところ、症状が劇的に改善。たった1回のマッサージで、左ページのようにこぶしを深く握れるようになり、ギュッと力を込められるようになりました。

マッサージ前後にグーパーをすると、効果の大きさが実感できる

「10秒神経マッサージ」はヘバーデン結節に大きな治療効果を発揮します。なかでも「指の痛み軽減」「指関節の動き改善」という点で劇的効果が現われ、患者さんからびっくりされることが少なくありません。

たとえば、私はいつも「10秒神経マッサージ」を指導する際、「マッサージ前」と

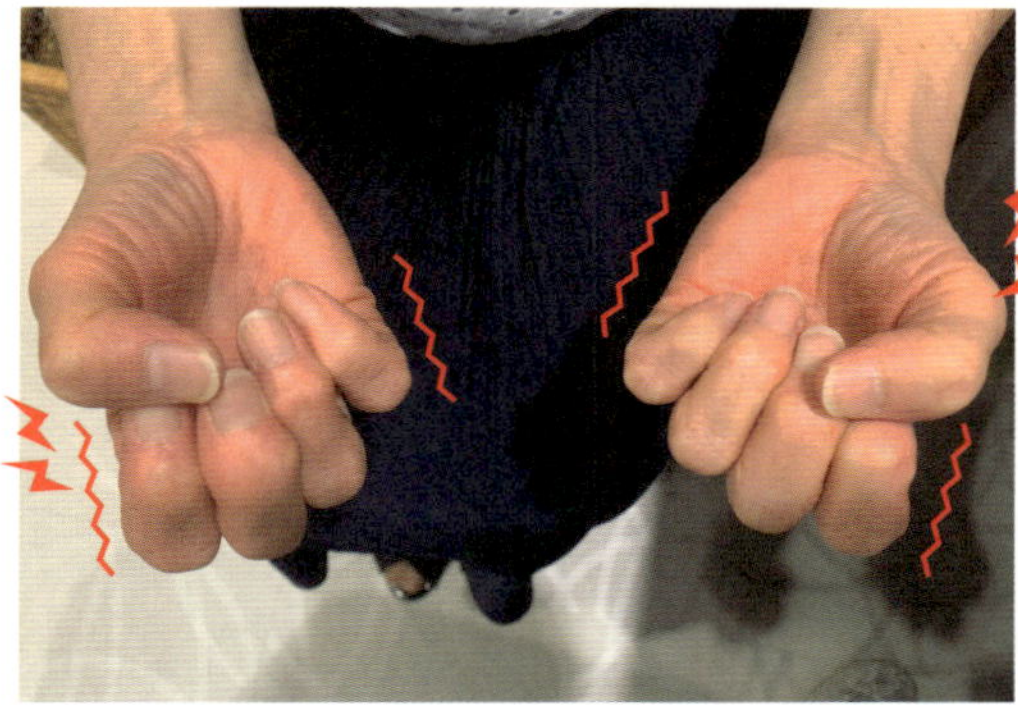

マッサージをする前

Before

初診時、マッサージ前のO・Aさんは、グーを握ろうとしても力が込められず、浅く握ることしかできなかった。この状態だと、日常生活でさまざまな困り事が生じる。

マッサージをした後

After

マッサージ後は、深く握ってグーをつくれるようになった。これは指の痛みがやわらいで、指の関節や筋肉の動きがよくなったという証拠。手の血色もよく、血流が改善したことがわかる。

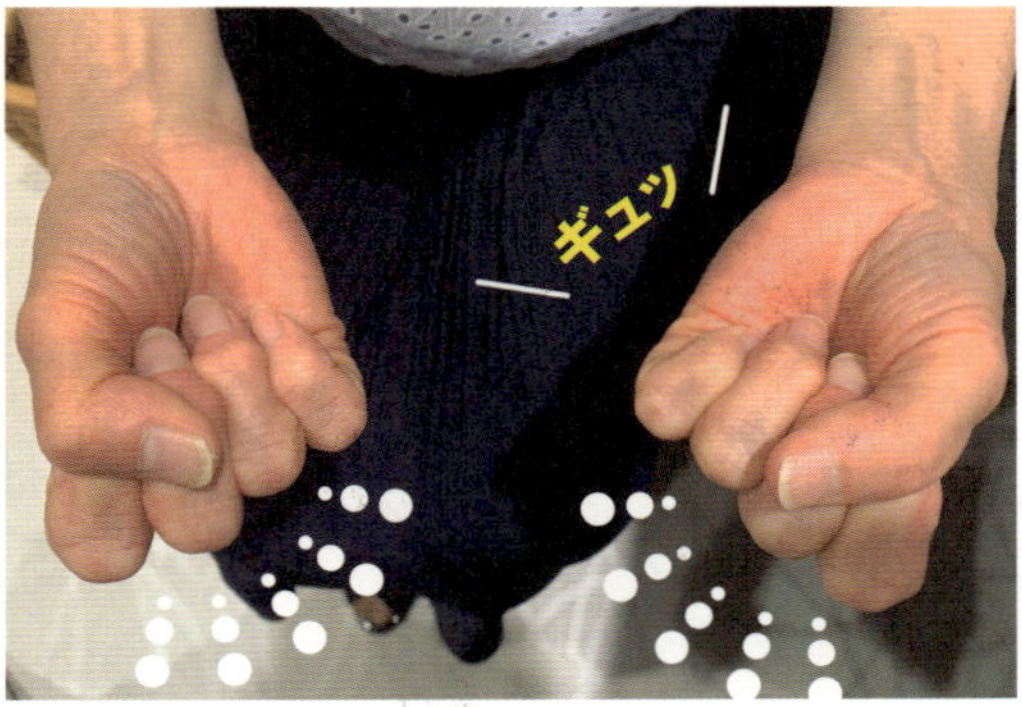

「10秒神経マッサージ」の痛み改善効果を動画でチェック！

ヘバーデン結節外来で「10秒神経マッサージ」を受け、症状が改善した患者さんの様子を動画で公開。激痛で手を握れなかった患者さんが、マッサージ後に力を入れてグーパーする様子を見ることができます。

https://www.nagaokashoten.co.jp/book/9784522437674/

「マッサージ後」に患者さんにグーパーをしてもらうようにしています。すると、マッサージ後、上のO・Aさんのように、ギュッと深くこぶしを握れるようになるのです。

痛みを気にせずに手指に力を込められるようになると、手作業がスムーズに運び、家事や仕事を段違いに効率よく進められるようになります。そして、日々のQOL（生活の質）を大きく向上させていくことができるのです。

日本初

「ヘバーデン結節外来」の治療の流れ

ヘバーデン結節外来では、問診後、「10秒神経マッサージ」のやり方をしっかりマスターしてもらい、神経ブロック注射や薬物治療も行ないます。そのうえで、患者さんに毎日朝晩「10秒神経マッサージ」をセルフケアで行なってもらい、痛みなどの症状を解消させていくのです。

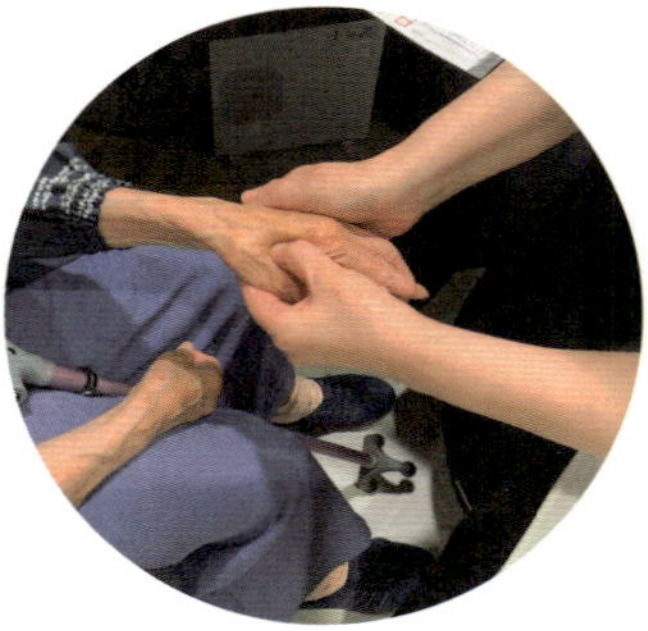

初診後は、経過観察をしつつ数回の診察を重ねます。ただ、治療の中心は「10秒神経マッサージ」。これを正しく実践すれば、セルフケアだけで治していくことも十分可能です。

外来　問診

▼

「10秒神経マッサージ」のやり方を指導する

▼

神経ブロック注射を行なう

▼

お薬を処方

▼

セルフケア

毎日、朝晩2回、自分で「10秒神経マッサージ」を行なう

▼

指の関節がラクに動くようになる!

指の痛みが消える!

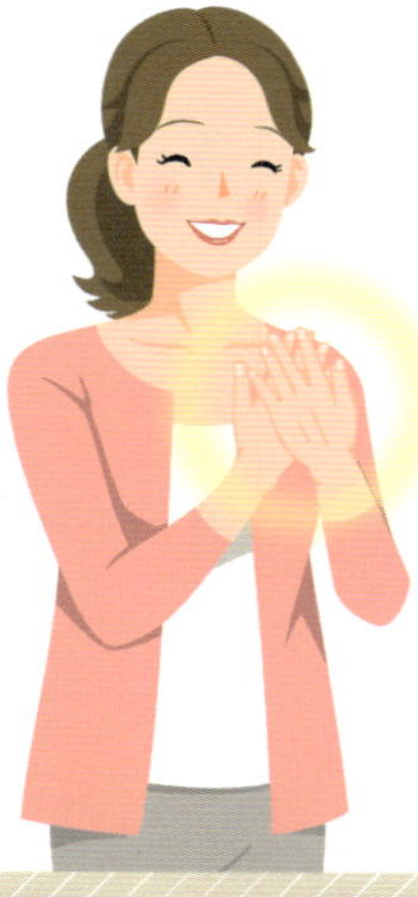

LESSON 2

「10秒神経マッサージ」なら、自分で痛みを撃退できる！ …… 43

LESSON 4

「痛みのしくみ」を知っていれば、治りがグッと早くなる！

LESSON 1

あなたの指の痛み、あきらめる必要はありません！

「その指、いったいどうしたの⁉」と聞かれるときがつらい……

300万人の患者がさまよっている

「えっ、あなたその指、いったいどうしたの⁉」——。

ヘバーデン結節の患者さんは、久しぶりに会った知り合いなどから、こう聞かれるのが非常につらいと言います。実際、節くれだって変形した指を他人に見られるのが嫌で、人目に触れないように手を懸命に隠し続けている人も少なくありません。私のクリニックにもそうした患者さんが大勢いらっしゃいます。

当クリニックでは「ヘバーデン結節外来」を開設しています。おそらく、ヘバーデン結節に特化した外来は日本初。愛媛県松山市という地方にあるのにもかかわらず、外来には全国各地からたくさんの方々にお越しいただいています。

どうして四国のペインクリニックがそんなに多くの患者さんで賑わうのか。その理由は、「ヘバーデン結節に悩まされている患者さんの数がとても多いのにもかかわらず、ちゃんと治療してくれる医療機関がとても少ないから」です。

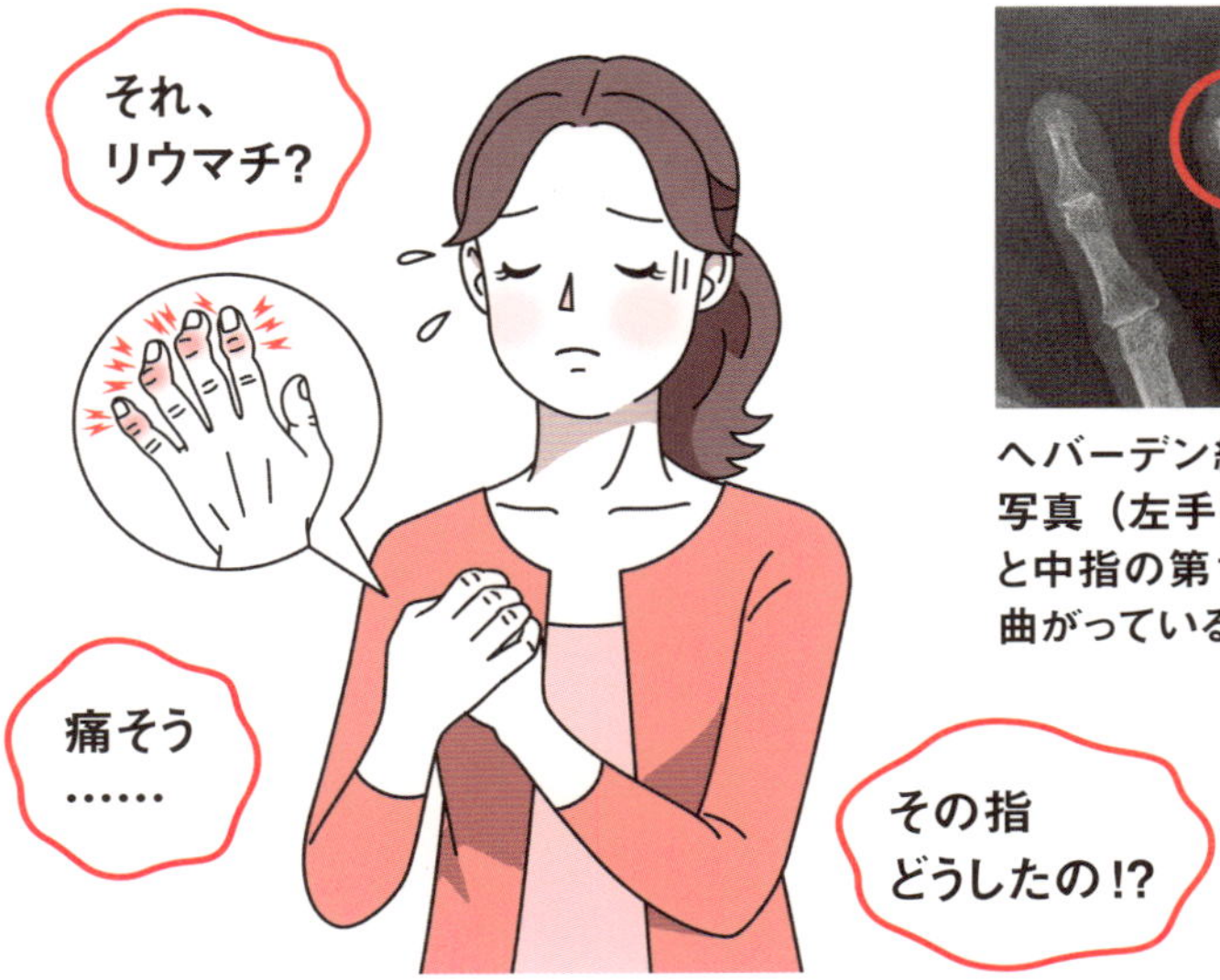

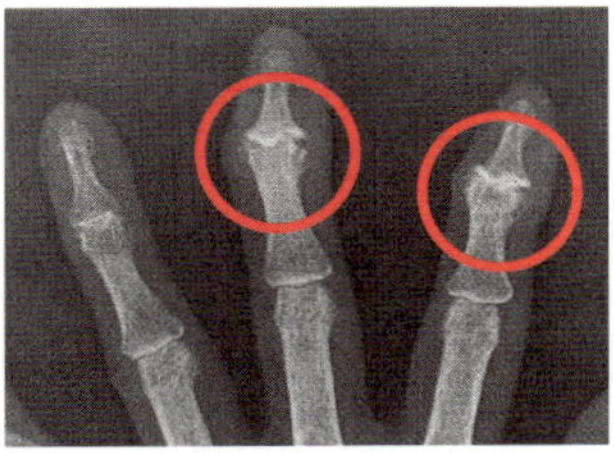

ヘバーデン結節のレントゲン写真（左手甲側）。人差し指と中指の第１関節が変形して曲がっているのがわかる。

ヘバーデン結節の患者数は、女性を中心に３００万人以上にのぼります。ところが、この病気はまだ原因もよく分からず、**ほとんどの医療機関では痛みを多少ごまかす程度の対症療法しかできていません。**つまり、治したくとも医療側が「お手上げ状態」であり、３００万人を超える患者たちは、治療のあてもなく、どこへ行けばいいのかもわからずにさまようハメに陥っているわけです。

しかし、だからといってあきらめることはありません。くわしくはこれから説明していきますが、私が「ヘバーデン結節外来」で行なっている治療メソッドを日々実践していけば、自力でこの病気を治していくことも十分に可能なのです。

「リウマチではありません」という診断からこの病気の悩みがスタートする

これでは医療から見放されたも同然

「手の指が痛い」「指が変形してきた」と医療機関に訴え出た場合、通常はまず「関節リウマチ」が疑われます。

関節リウマチかどうかは、血液検査やレントゲン検査をすれば判明します。原因がヘバーデン結節である場合、当然、「リウマチではありません」という診断が下されることになります。ただ、問題なのは「そこから」なのです。

リウマチではないということがわかっても、指の痛みや変形などの症状は、まったく解決されていない状態で残されています。じゃあ、いったいこの問題をどう解決してくれるというのか？

しかし、**ほとんどの医療機関では、根本的に解決できるような治療手段を持っていない**のです。ひどい場合、「ヘバーデン結節ですね、これは治りません」「歳のせいですからあきらめてください」などと言われ、医者から突き放されることもあると聞きます。

整形外科では、ヘバーデン結節の患者

関節リウマチとヘバーデン結節の違い

関節リウマチ

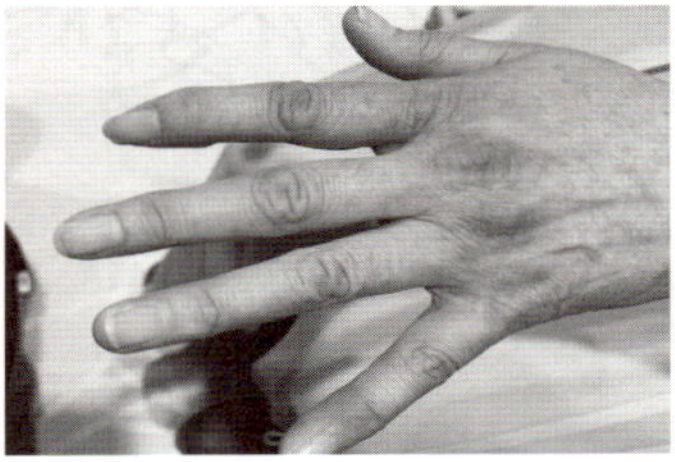

ヘバーデン結節

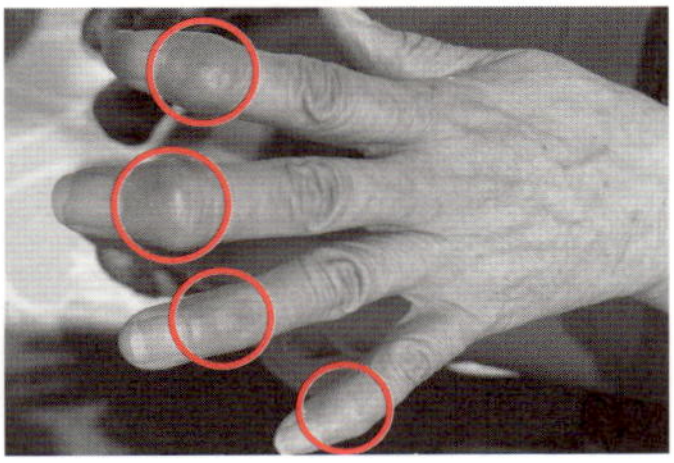

関節リウマチ	ヘバーデン結節
自己免疫疾患のひとつ	変形性関節症のひとつ
手の指だけでなく、全身の関節に症状が出る（手首、肩、ひじ、ひざなど）	症状が出るのは手の指の第１関節のみ（親指以外）
指の関節症状だけでなく、だるさ、筋肉痛、微熱、食欲不振などの全身症状が出る	指の関節症状のみ（全身症状はなし）
指全体がむくんで腫れぼったくなる	指の第１関節部分は腫れてむくむが、指の根元部分はやせ細る

さんに対しては痛み止めや湿布薬を処方したうえで、「なるべく手指を使わず安静にしてください」と指導するのが一般的です。でも、痛み止めや湿布は一時しのぎにしかなりませんし、毎日家事や仕事をしている人にとっては、「手指を使うな」なんて言われても到底無理ですよね。

指の変形は女性にとって大きなコンプレックスにつながりますし、日々の生活でいちいち感じる指の痛みは大きなストレスにつながります。また、今後痛みや変形がますます進んでしまうと思えば、気持ちも暗くなるでしょう。

このため、〝いったい私はどうすればいいの？〟と途方に暮れて、悩みをどんどん深めていってしまう人が多いのです。

ヘバーデン結節の特徴①

指の第1関節が痛む！ 腫れる！ 変形する！

変形

- 指の第1関節にコブ（結節）ができる
- 指の第1関節が腫れる
- 指先がむくむ
- 指が曲がってくる

痛み

- 指を動かすたびに痛む
- 指先がしびれる
- 何かが指にちょっと触れただけで激痛が走る
- 安静にしていても痛む

関節内で骨同士がぶつかり合う

ここでヘバーデン結節という病気の特徴を押さえておくことにしましょう。

ヘバーデン結節は、手指の第1関節に痛み、腫れ、変形などが現われる原因不明の病気です。**指の第1関節に、コブ（結節）ができて徐々に変形していく**のが特徴ですが、発症するのは人差し指、中指、薬指、小指の4本。親指にコブができることは滅多にありません。

なお、レントゲンで見ると、指の第1

血行不良

指先が冷える

指の血色が悪くなる

指が赤黒い色になってくる

こわばり

指がこわばって動かしづらい

朝にこわばりがひどくなる

動かしにくさ

グーパーができにくい

よく物を落とす

指にギュッと力を込めることができない

関節の隙間が極端に狭くなっている様子がわかります。関節の隙間が狭まると、関節内で骨や軟骨がさかんにぶつかり合って変形し、「骨棘《こつきょく》」と呼ばれるトゲができます。そして、この骨棘により神経が刺激され、痛みが発生するのです。

痛みや変形をはじめ、ヘバーデン結節によって引き起こされる主な症状は上記の通りです。症状が進んでくると、指を思うように動かせなくなってきたり、指に力を込められなくなってきたりするため、家事や仕事などの日常生活に支障が出ることもしばしば。また、悪化すると、指を使っているときだけでなく、安静にしているときにも指に痛みを感じるようになっていきます。

ヘバーデン結節の特徴②

患者の9割は女性で、手仕事をする人に多い

指に負担をかけている人は要注意

ヘバーデン結節を患う方の9割以上は女性です。しかも、家事や仕事で手指をさかんに動かしている女性に多い傾向があります。

たとえば、毎日学校の給食室で大量の野菜や果物の皮を剝《む》いている人、縫製工場で布地を指でぐっと押さえてミシンを使っている人、美容師として1日中ハサミやくしを使っている人、パソコンの入力作業で1日中キーボードを叩いている人……それに、台所仕事や掃除、洗濯などで日々忙しく指を動かしている家庭の主婦にも、ヘバーデン結節になる人がたいへん目立ちます。

女性の指は、男性よりも華奢《きゃしゃ》であり、指の関節も靭帯《じんたい》がやわらかく、繊細なつくりにできています。そのため、来る日も来る日も手仕事をしていると指の関節に過剰な負担がかかってしまい、ヘバーデン結節を招きやすくなるのです。

日頃から指を酷使されている方は、十分に注意するようにしてください。

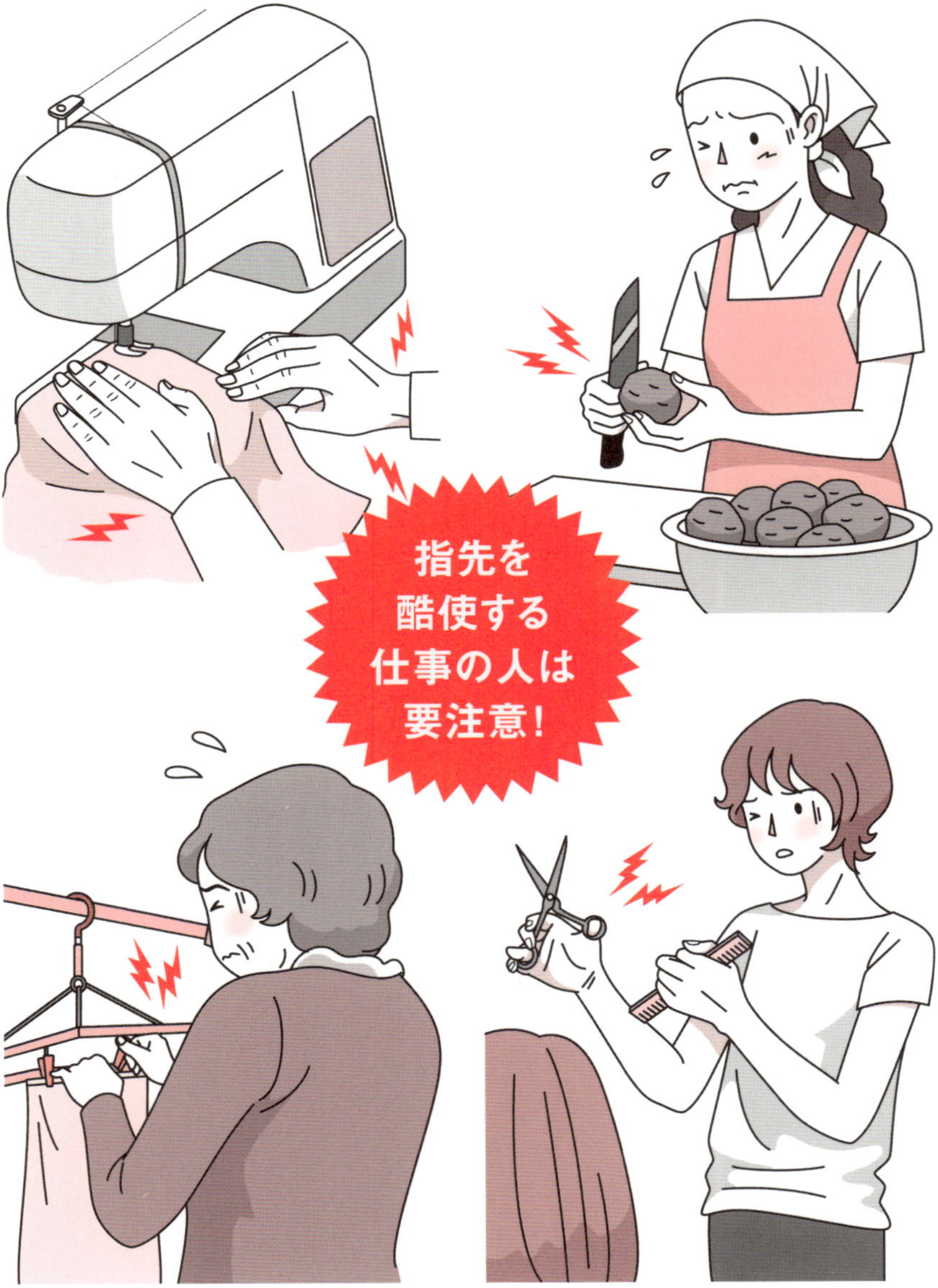
指先を
酷使する
仕事の人は
要注意!

ヘバーデン結節の特徴③

女性ホルモン減少の影響が大きい

エストロゲン急落が指にも影響

ヘバーデン結節はいまだ原因不明の病気ですが、医師や研究者の間では、女性ホルモンの変化が引き金になっているのではないかと考えられています。

実際、**ヘバーデン結節に悩む方の大多数は40歳以上の中高年女性**。すなわち、更年期を機に女性ホルモンが一気に減少することが、発症に影響しているのではないかというわけです。

なお、女性ホルモンの中でもとくに影響が大きいのが**エストロゲン**です。

エストロゲンは、妊娠・出産に欠かせない役割を果たしたり、髪や肌を女性らしく輝かせたりする作用がよく知られています。ただ、それだけではありません。エストロゲンは、骨、脳、血管、皮膚、各臓器など、体中のたいへん多くの器官の働きに影響しています。その影響がいかに広範囲にわたるかは、更年期になってエストロゲンが急落すると、不眠、のぼせ、骨粗しょう症、高脂血症など、全身のあちこちにさまざまな不調症状が現

エストロゲンの減少がへバーデン結節を招く

女性ホルモン・エストロゲンの分泌が急落

▼

閉経になるだけでなく、脳、血管、骨、各臓器など、全身にわたって不調症状が現われる

▼

エストロゲンの減少が指の関節、骨、靭帯などにも影響。指先の血流も低下する

▼

＼指先の不調／

へバーデン結節を発症

われることからもおわかりでしょう。

そして、このエストロゲンの急激な減少は、指の関節に対しても少なからず影響を及ぼしているのです。たとえば、指の血管が収縮して血流が悪化したり、指の骨の強度が落ちてもろくなってきたり、指の関節の靭帯《じんたい》や腱《けん》がかたくなって動きが低下してきたり……。つまり、こうした要因が、へバーデン結節をより発症させやすくするのではないかと考えられているわけです。

だから、更年期を過ぎた女性は、へバーデン結節を防ぐためにも、エストロゲンアップにつとめるべき。食事などでエストロゲン分泌を上げる方法については、後ほど改めて述べることにしましょう。

「こんな症状」に思い当たる人はヘバーデン結節かも！

□ 朝、手がこわばるようになった

□ 指の第1関節にぷくっとした腫れができた

□ 指1本だけの症状だったのが、2本目も痛むようになった

指先の関節に小さな腫れができる

ヘバーデン結節の初期症状についても簡単に触れておきましょう。

初期の段階では、指の第1関節にぎこちなさや動かしづらさを感じたり、第1関節部分にぷくっとした小さな腫れができたりします。親指を除いた4本の指のどれに症状が現われるかは、人によってまちまちです。

ただ、この初期の段階で医療機関を受診する人は少なく、**〝変だな〟と思いつ**

☐ 指の痛みはそれほどでもないけど、関節の変形が気になりだした

☐ ペットボトルのフタを開けるとき、指先に痛みを感じるようになった

☐ 指先の冷えや血色の悪さが以前より気になるようになった

☐ 整形外科を受診したら「リウマチではない」と言われた

つも放置してしまっているケースがほとんどです。

やがて第1関節の患部が腫れてじんじんとした痛みを感じたり、朝起きたときに手指にこわばりを感じたりするようになります。そして、もう少し症状が進んでくると、指1本だけだった症状が2本目、3本目も痛むようになったり、患部の痛みや変形が増してきたりするようになるのです。

こうした段階になると、〝さすがにおかしい〟と感じ、整形外科などを受診する人が多くなってきます。そのほかにも、上に挙げたような初期症状に思い当たる人は、放っておくことなく、早め早めに受診するようにしてください。

まず痛みをとることが治療の第一歩！痛みが消えれば関節はラクに動かせる

痛みを消せば回復への道が開ける

先述したように、私は愛媛県松山市で、「痛みをとる」治療に主眼を置いた「ペインクリニック」を主宰しています。

みなさんは、ペインクリニックについてどのような印象をお持ちでしょう。もしかして、「一時的に痛みをとってはくれるものの、結局、根本的な治療にはならない」というイメージで捉えてはいないでしょうか。

でも、違うのです。

そもそも、頭痛、腰痛、肩痛、ひざ痛など、慢性の痛みの治療というものは、まず痛みをとらなければ何も始まりません。たとえば、五十肩は肩関節をしっかり動かすほうが治りが早いのですが、悲鳴を上げるほどの痛みがあっては到底肩を動かすことなんてできませんよね。

だから、神経ブロック注射などを行なって、まず痛みを伝えている神経経路を遮断するのです。そうやってつらい痛みをなくしてしまえば、関節や筋肉もラクに動かせるようになり、関節可動域を

ペインクリニックの治療の進め方の基本

まず痛みをとる

▼

患部をラクに動かせるようになる

▼

血液の流れ・神経の機能が回復する

▼

悩みの症状が消え、QOL（生活の質）が回復する

広げることもできるようになります。

すると、筋肉や血管の緊張がほぐれ、血液の流れや神経の機能が改善して、だんだん患部の状態が回復してくるのです。

つまり、**「痛みを消す」ことをスタートにして、血液や神経の流れを正しい状態にまで回復**させ、痛みに悩まされずに済むコンディションを再構築しているというわけです。

これがペインクリニックの根本治療の進め方の基本であり、ヘバーデン結節の治療の場合も、だいたいこれと同じ流れをとることになります。

とにかく、まず痛みをとることが大事。回復への道筋は、痛みをしっかりとることによってこそ開けてくるものなのです。

手指のトラブルには首の不調が大きく影響している

首と指は神経でつながっている

私たち人間は、体の痛みを神経を通じて感じています。もちろん、ヘバーデン結節の指の痛みも、神経を介して感じ取っていることになります。

ところで、みなさんは手や指先の神経がどこを起点にスタートしているのかをご存じですか？

答えは「首」です。頸椎《けいつい》部分の脊髄《せきずい》を発した神経が鎖骨の後ろ側から肩を回って、腕や手、指先方面へと長く伸びています。

言わば、首・肩と指先は、神経という線でつながっているようなもの。このため、ヘバーデン結節をはじめとした手指のトラブルを訴える方には、首や肩にも不調を抱えているケースが少なくありません。

実際、ヘバーデン結節の患者さんに問診で首や肩の状態を訊ねると、「長年ひどい肩こり・首こりに悩まされている」「医師からストレートネックを指摘されている」「以前、自動車事故でムチウチ

首や肩の不調がヘバーデン結節を招く

ストレートネック

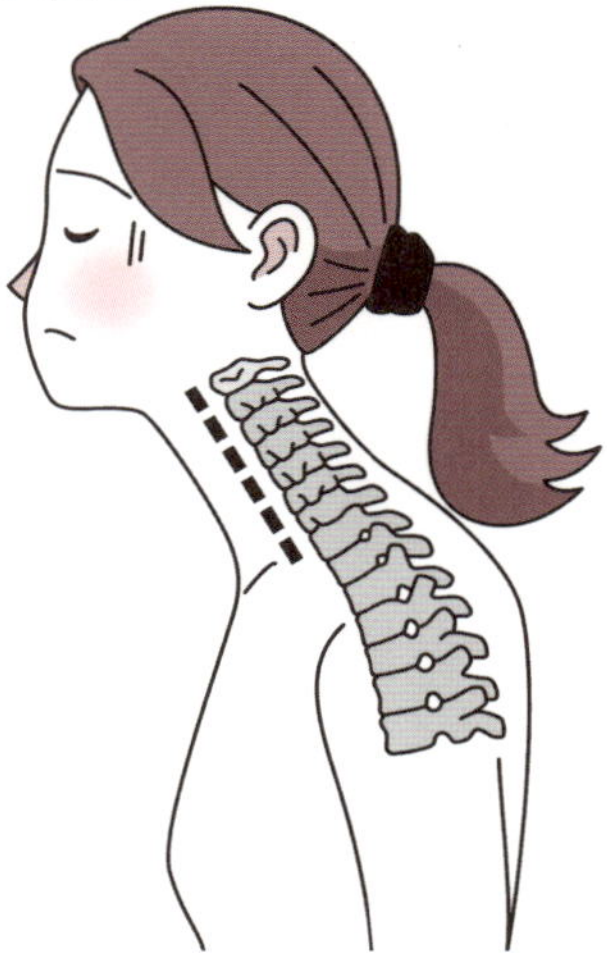

首や肩のこり

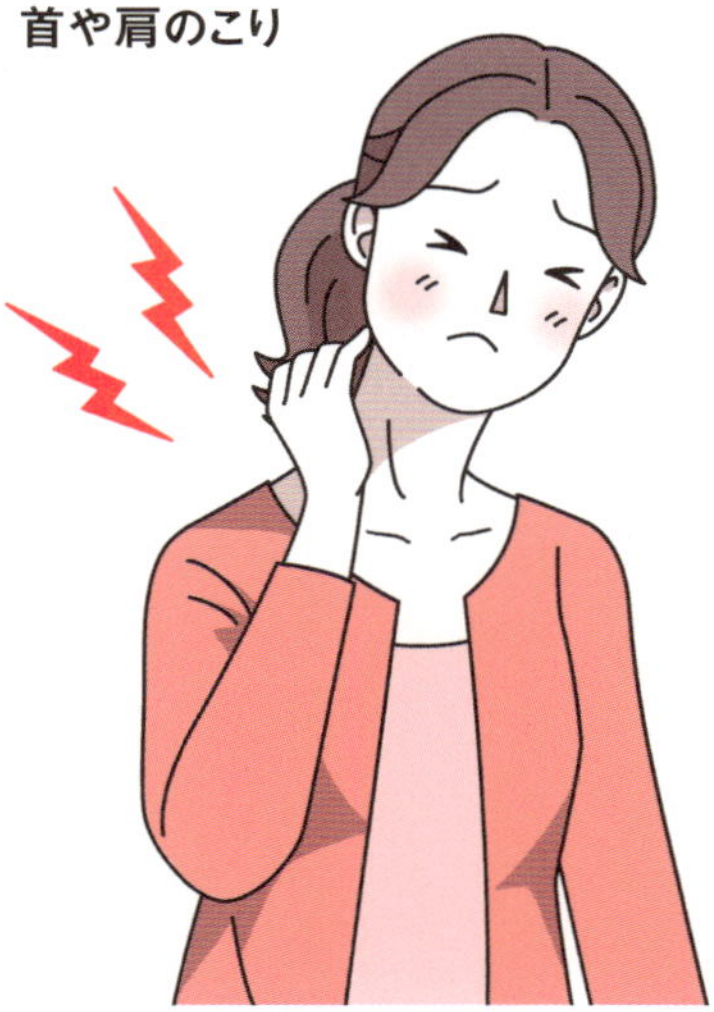

になったことがある」といった不調を語り出す方々が大勢いらっしゃいます。首にこうした不調を抱えていると、**頸椎部分で神経が圧迫され、血液の流れが悪くなって、手指の症状悪化につながっていく**ことが多いのです。

ですから、ヘバーデン結節を治療していくには、指先だけを診て治すのではなく、一緒に首や肩の調子も診ながら治していかなくてはなりません。

このため、私のクリニックの「ヘバーデン結節外来」では、首・肩のポイントに神経ブロック注射を打ち、「首から指先にかけての神経の流れ（痛みの流れ）」をトータル的に診ながら回復させていくシステムをとっています。

なぜ、手指をマッサージするだけでつらい痛みが解消するのか？

「痛みの悪循環回路」を断ち切る

ヘバーデン結節の痛み症状をスムーズに解消させるために、私が考案した治療ケアメソッドが**「10秒神経マッサージ」**です。

これは、手指の浅いところを通る神経に10秒間瞬発的な力を加えるマッサージ。私のクリニックでは、このメソッドを実践することで、数えきれないほどの患者さんがヘバーデン結節の痛みから解放されています。なぜ手指のマッサージがこれほどの効果を生むのかについて簡単に触れておきましょう。

そもそも、指先がしつこく痛むのは「痛みの悪循環回路」ができてしまっているせいです。「痛みが指の関節や筋肉を硬くして血管を収縮させる」→「血流が悪化して、酸素や栄養が行き渡らなくなる」→「患部の組織が硬く縮こまり、痛みがますます強くなる」という負のスパイラルに陥っているわけです。

ところが、「10秒神経マッサージ」で手指の神経に刺激を加えると、この悪循

痛みのスパイラルを断ち切るのがカギ

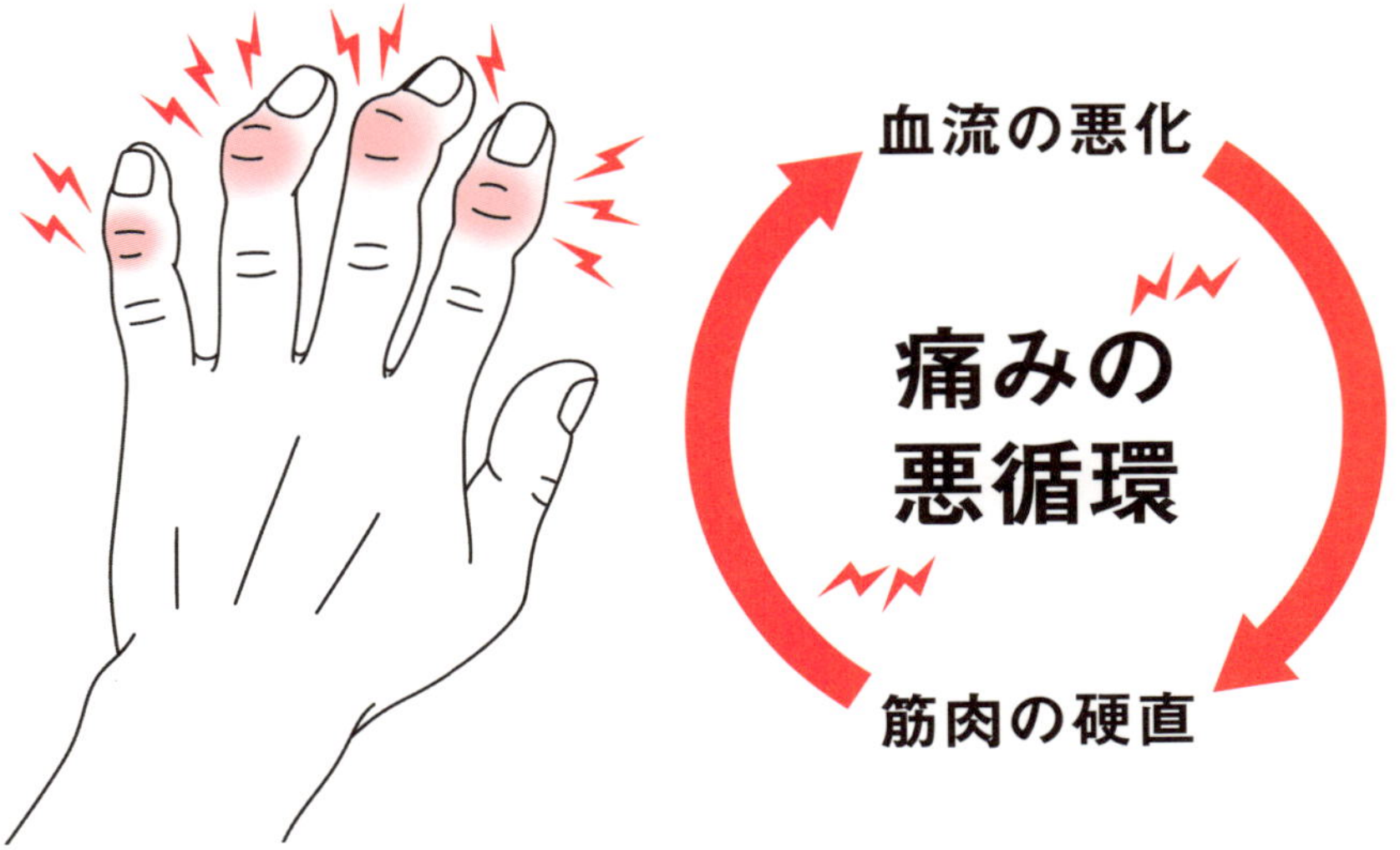

環回路を断ち切ることができるのです。神経に刺激を加えると、痛みの情報伝達がブロックされ、痛みを感じにくくなります。すると、**痛みが軽くなることで関節や筋肉がゆるみ、指先の血流が回復し、たまっていた痛み物質が洗い流されていく**ようになります。これにより、痛みがより軽減し、指の関節をラクに動かせるようになっていく。そして、指を動かすことでいっそう血流が促され、痛みが解消していくようになる――。

このように、「10秒神経マッサージ」を行なうと、悪循環を好循環へと切り替えていくことができるわけです。くわしいやり方については、この後のLESSON2で紹介することにしましょう。

痛みの悪循環を断ち切る！ ヘバーデン結節外来の治療プロセス

ヘバーデン結節外来（初診）

問診

痛み方、痛みのレベルや頻度、既往歴、合併症、飲んでいる薬、首のトラブルの有無、仕事や家事でどのように手指を使っているかなどをくわしくチェックする。

「10秒神経マッサージ」のやり方を指導

自分で「10秒神経マッサージ」を行なえるように、手順ややり方をレクチャー。ここで刺激をするポイントや押し方を学び、しっかりとコツをつかんでしまうことが大事。

効果の大きさに驚く人が続出！

ヘバーデン結節外来を受診した患者さんはどのようなプロセスで治っていくのか、ざっとご紹介しておきましょう。

まず、初診時は問診で「いつから痛いのか」「どの程度痛いのか」「どんなときに痛いのか」「首・肩の不調はあるか」「手先を使う職業か」「既往歴や飲んでいる薬」などをくわしくお聞きします。

その後、「10秒神経マッサージ」のやり方をレクチャーし、自分ひとりでも行

神経ブロック注射・お薬の処方

首肩の神経が流れるポイントに神経ブロック注射を行ない、「痛みの通路」を遮断する。また、その人の痛みや症状に合わせ、適した痛み止めなどの薬を処方する。

▶

自宅で朝晩2回「10秒神経マッサージ」を行なう

▶

外来を再診（2～4回）

▶

治療完了

なえるようにコツをつかんでいただきます。この実地指導で行なったマッサージだけで指の痛みが軽減して、指関節がラクに動くようになるため、あまりの即効性にびっくりされる方が少なくありません。そして、神経ブロック注射を打ち、薬を処方して、1回目は終了です。

また、自宅では**毎日朝晩2回、「10秒神経マッサージ」**をセルフケアで行なっていただきます。再診で来ていただくのは約1週間後。経過をチェックし、必要に応じて神経ブロック注射や薬の処方を行ないます。このように1週間おきに受診していただき、痛みや動かしづらさがなくなれば治療終了。だいたい2回から4回で治っていくパターンが一般的です。

Column

ヘバーデン結節治療カルテ①

銀行の窓口業務なのに、お札を数えるたびに指にビリッと痛みが走る

K・Aさん（51歳・女性）

K・Aさんは長年にわたって地方銀行の窓口業務を務めてきました。ところが、3年ほど前から中指が痛みはじめ、お札を数えたり、書類や冊子をめくったりするたびにいちいちビリッとした痛みが走るようになったのだと言います。

若い頃から片頭痛、首痛、肩こりなどに悩まされ続けてきたK・Aさんは、指の痛みに対しても市販の痛み止めで対処をしようとしました。ところが、指の痛みは治まるどころかひどくなるばかり。「ヘバーデン結節外来」にいらしたときには、手指の痛みがかなり増して、夜寝ているときに激痛で目が覚めてしまうほどになっていました。その表情にも、ずっと痛みを耐え忍んできた苦悩が見て取れました。

でも、診療中、「10秒神経マッサージ」のやり方を指導すると、K・Aさんはその効果に確かな手ごたえを感じたようです。指導中、表情にみるみる明るさが射してくるのがわかり、「おかげで助かりました」とおっしゃりながら、銀行員らしくていねいにお辞儀をして帰っていくときには、すっかり笑顔になっていました。

LESSON 2

「10秒神経マッサージ」なら、自分で痛みを撃退できる!

「10秒神経マッサージ」の絶対に欠かせない3つのルール

次の点に注意しながら、朝・夜の1日2回行なう

ルール❶
爪を立てる

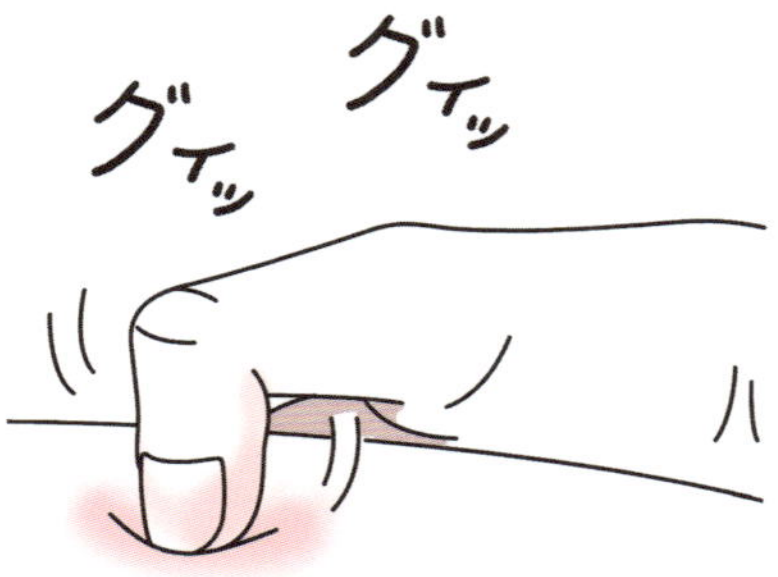

効果的な力加減と時間を守る

LESSON2では、「10秒神経マッサージ」のやり方をくわしく紹介していきましょう。

まず、実践にあたって、次の3つのルールを守るようにしてください。

●親指の爪を立てて刺激する

手指の神経にピンポイントで刺激を送れるように、親指の爪を立ててマッサージしてください。指の腹でもんでも効果は上げられません。刺激後に、皮膚に爪

ルール 2
イタ気持ちいい強さ

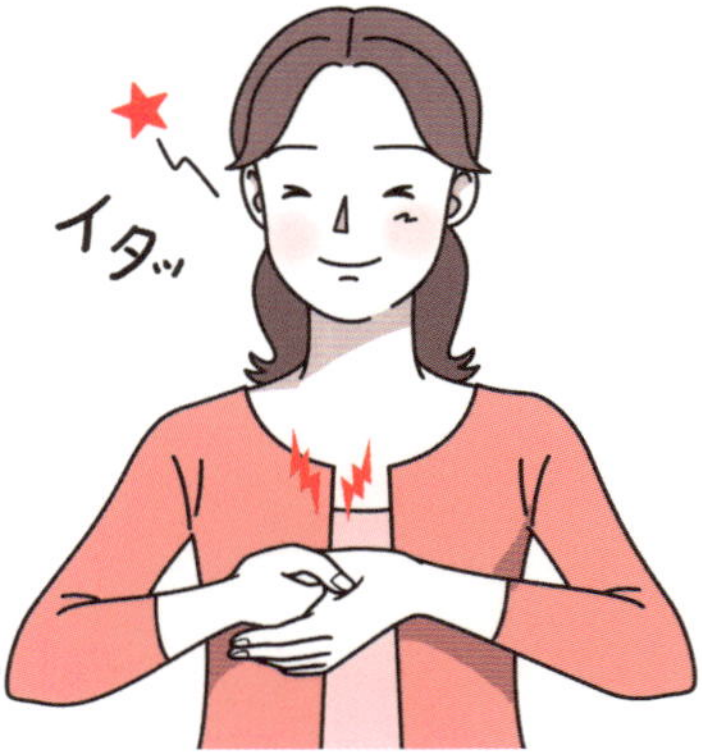

ルール 3
10秒を厳守

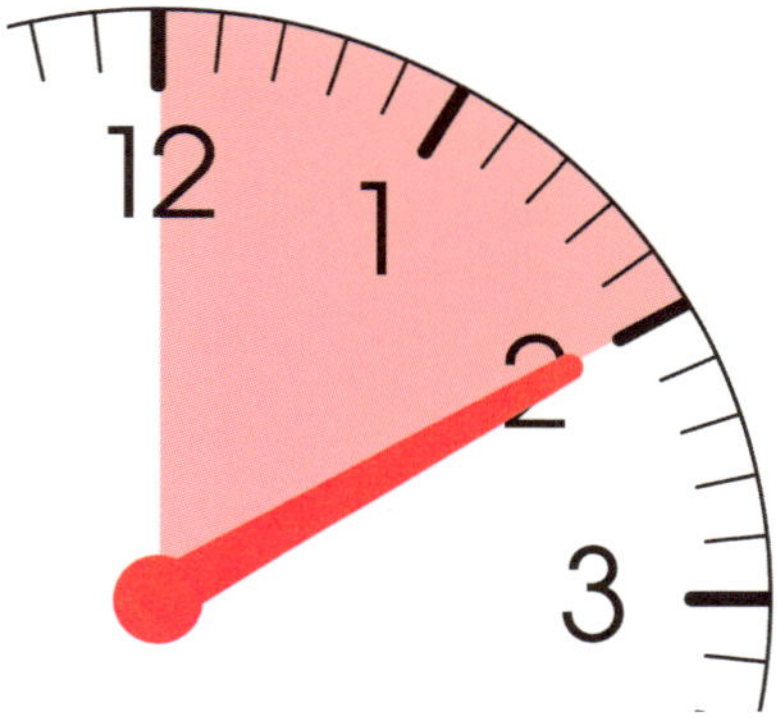

の跡が残るぐらいが目安です。

●「イタ気持ちいい強さ」で行なう

「イタ気持ちいい」程度の力で行なうと、脳に十分な刺激が送られて効果を上げることができます。「痛いほうが効くだろう」と強すぎる圧を加えると、皮膚を傷つける場合もあるので注意してください。圧は強すぎても弱すぎてもダメ。痛いと気持ちいいの中間で、「どちらかと言えば『痛い』寄り」くらいがベストです。

●時間は10秒を厳守！ やりすぎはNG

1回のマッサージは10秒を厳守してください。長くやればやるほど効果が上がるというものではありません。やりすぎると逆に交感神経が刺激されて、痛みに過敏になってしまう場合もあります。

爪を立ててギュッと刺激！「神経ポイント」のしくみを理解しよう

手指の動きや痛みを伝える3つの神経にアプローチする

① 橈《とう》骨《こつ》神経

首から出て、鎖骨、わきの下、腕の外側を通って親指につながる神経。手の甲側の親指、人差し指、親指付け根などの痛みを伝えている。

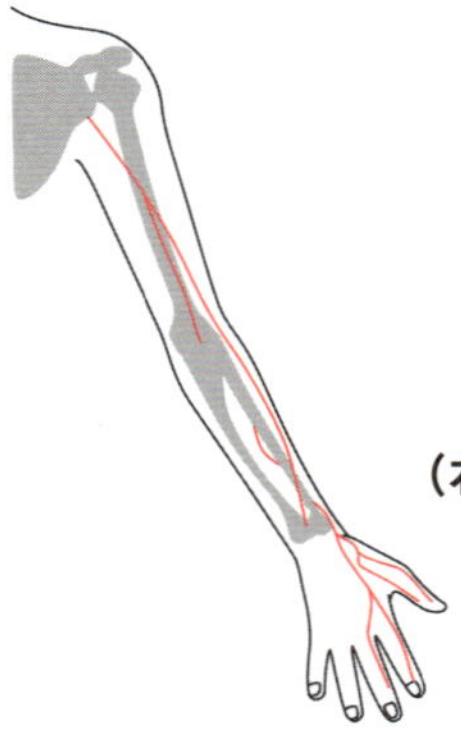

（右手後側）

神経が体表近くを通るポイント

「10秒神経マッサージ」は、爪を立てて「神経ポイント」に対して鋭い刺激を与えていくのが特徴です。

私たちの体には、運動神経と知覚神経とが全身に張り巡らされています。運動神経は、筋肉や関節を動かしなさいという脳・脊髄《せきずい》からの指令を各部位の神経に伝えます。知覚神経は、痛みやしびれ、熱さ、冷たさなどの知覚情報を脳・脊髄に伝える役割があります。

②尺骨《しゃっこつ》神経

首から出て、鎖骨、腕の内側を通って小指につながる神経。小指と、薬指の小指側などの痛みを伝えている。

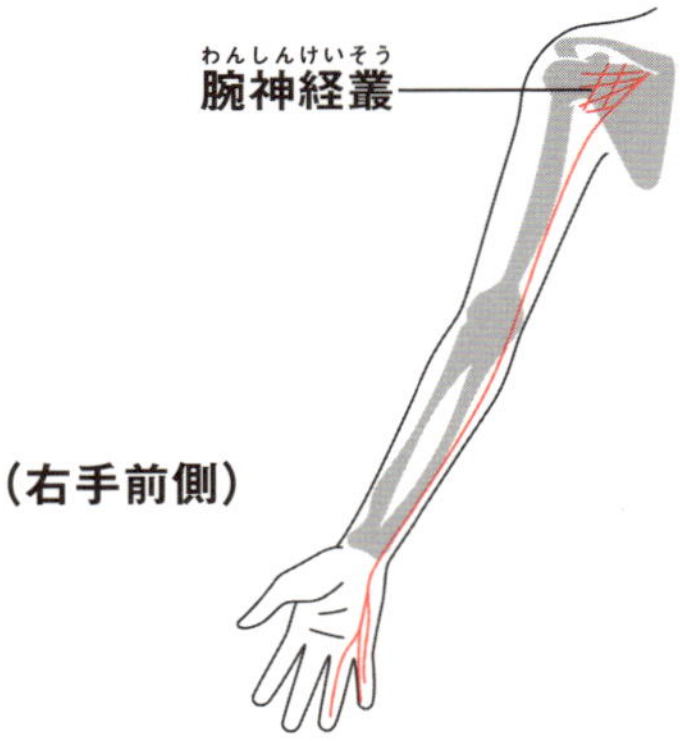

③正中《せいちゅう》神経

首から出て、鎖骨を通ってひじの真ん中から指先につながっている神経。親指から薬指の中指側までの手のひら側の痛みを伝えている。

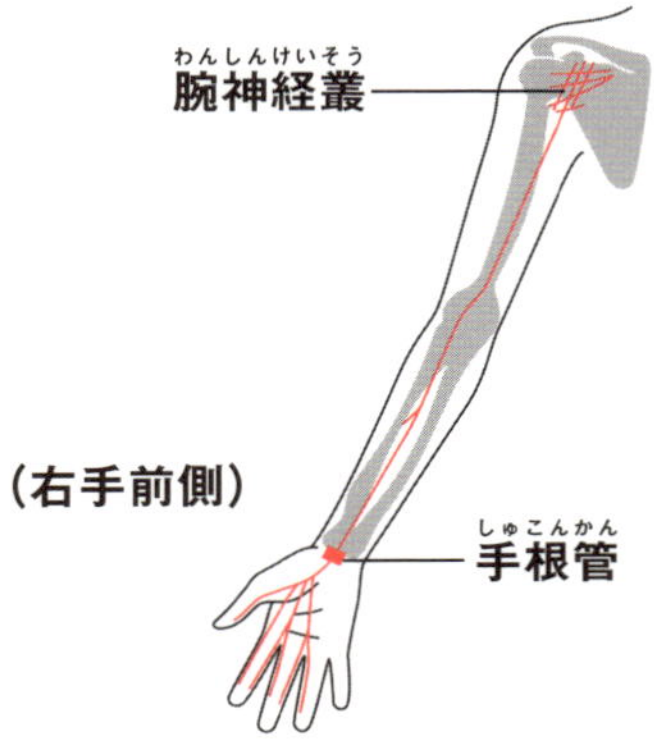

神経ポイントとは、運動神経と知覚神経のふたつが体のごく浅い部分を並走している場所のことを指します。浅い部分を走っているため、神経ポイントは自分で刺激することが可能。ここに「10秒神経マッサージ」で刺激を加えると、痛み情報を伝える神経の働きが抑えられます。その結果、手指の痛みを軽減させて動きをラクにすることができるのです。

神経ポイントとは？

神経が体表近くを通っていて、自分で刺激を加えることが可能な場所

実践してみよう!

「10秒神経マッサージ」は4つの手順で行ないます

左右全行程やっても3分半でできる

それでは、「10秒神経マッサージ」のやり方の説明に移りましょう。

マッサージは次の4つの手順に分かれています。**朝・夜の1日2回、左右両手に手順1から4までを行なって刺激を加えていってください。**

刺激時間はそれぞれ10秒ずつですから、左右全行程やっても、3分半程度しかかかりません。ぜひ日々習慣づけて、ヘバーデン結節の痛みを解消させましょう。

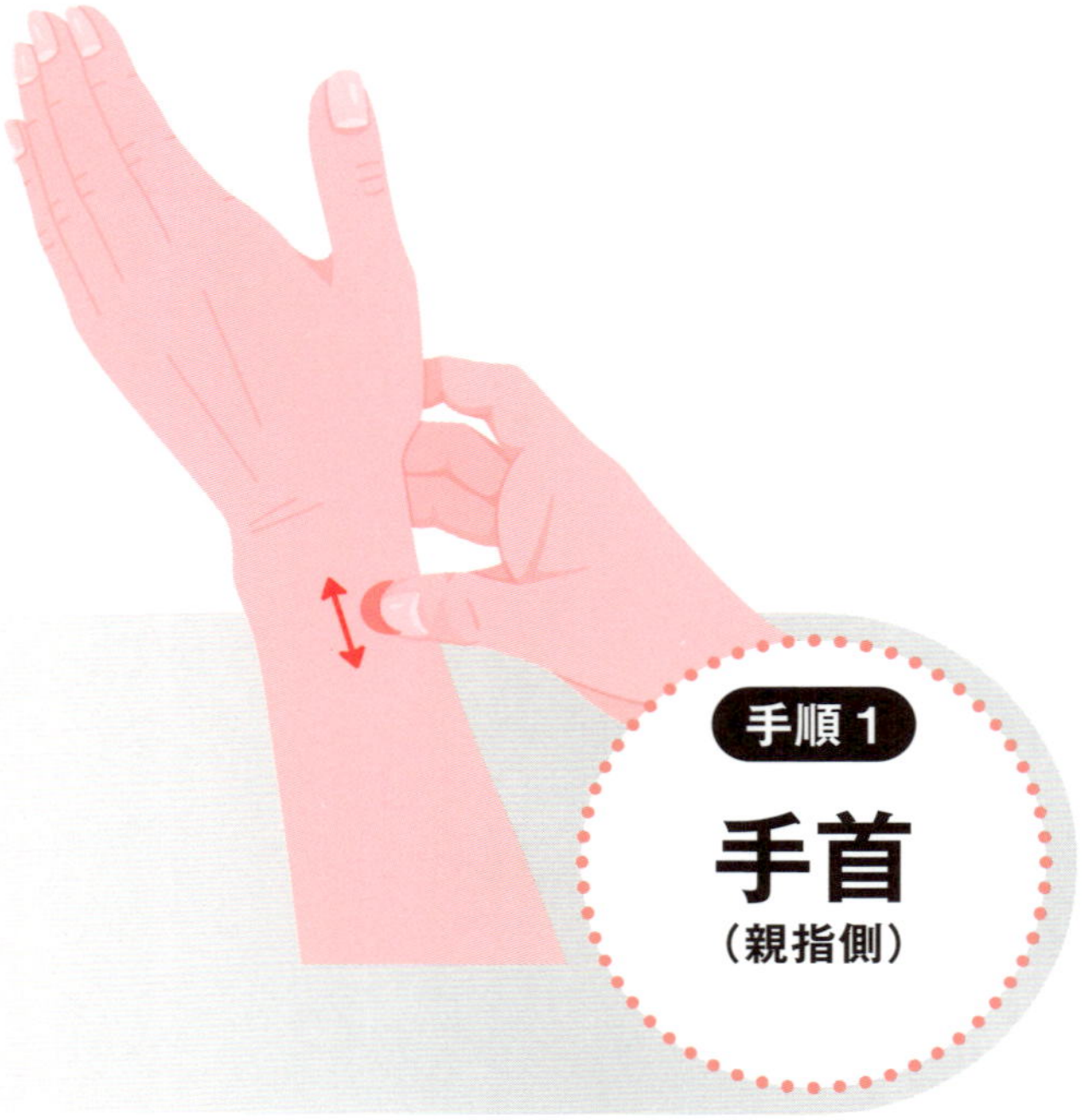

手順2

人差し指のつけ根

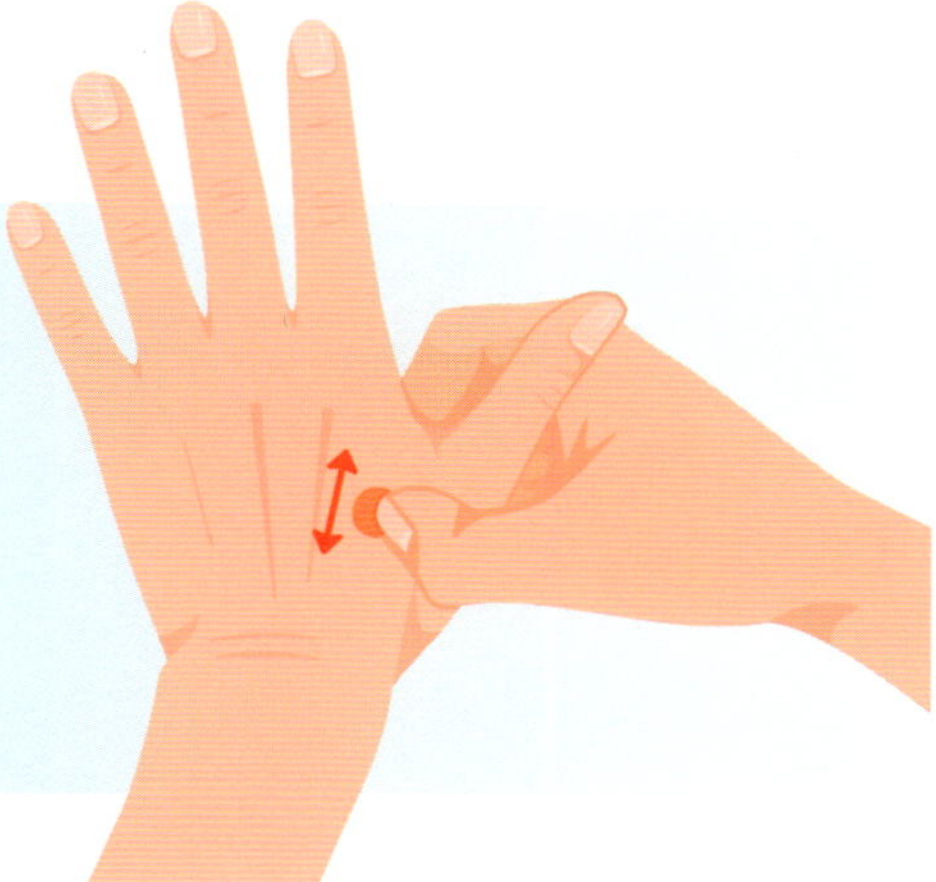

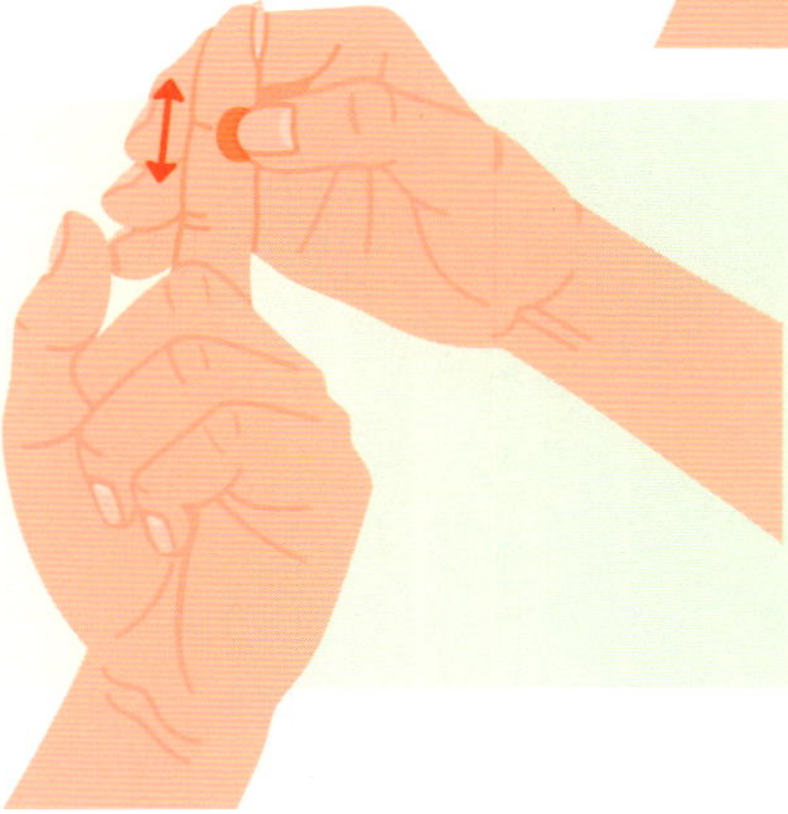

手順3

指の第1関節
（両わき）

手順4

手首
（小指側）

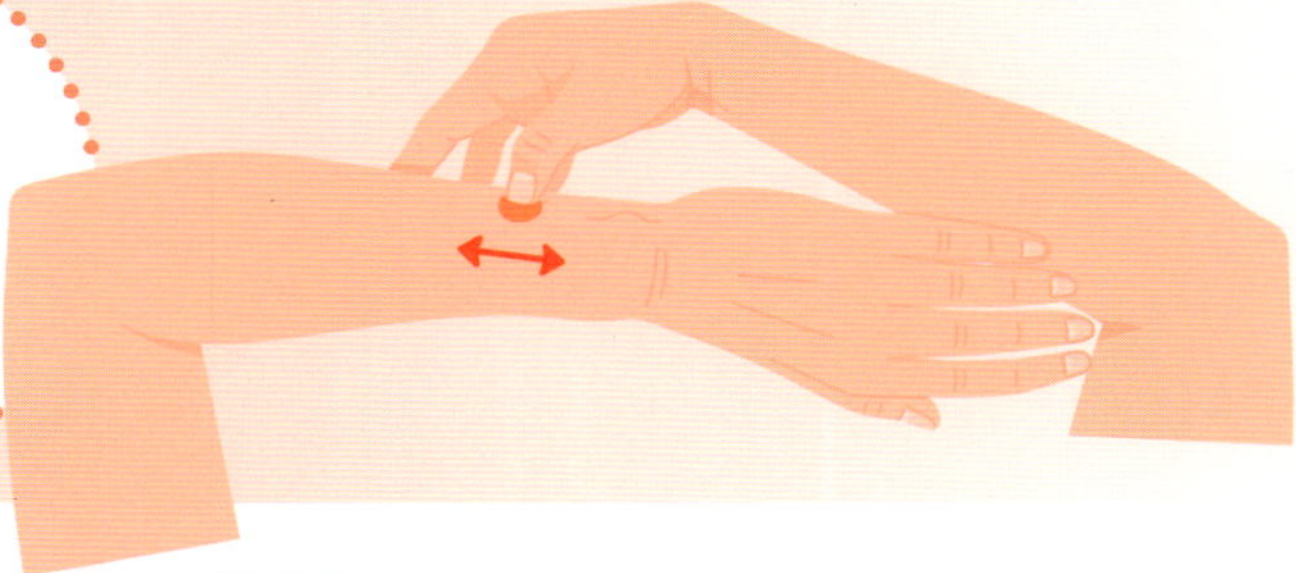

朝・夜の1日2回
手順1～4の順番で
行なうことで効果が得られます

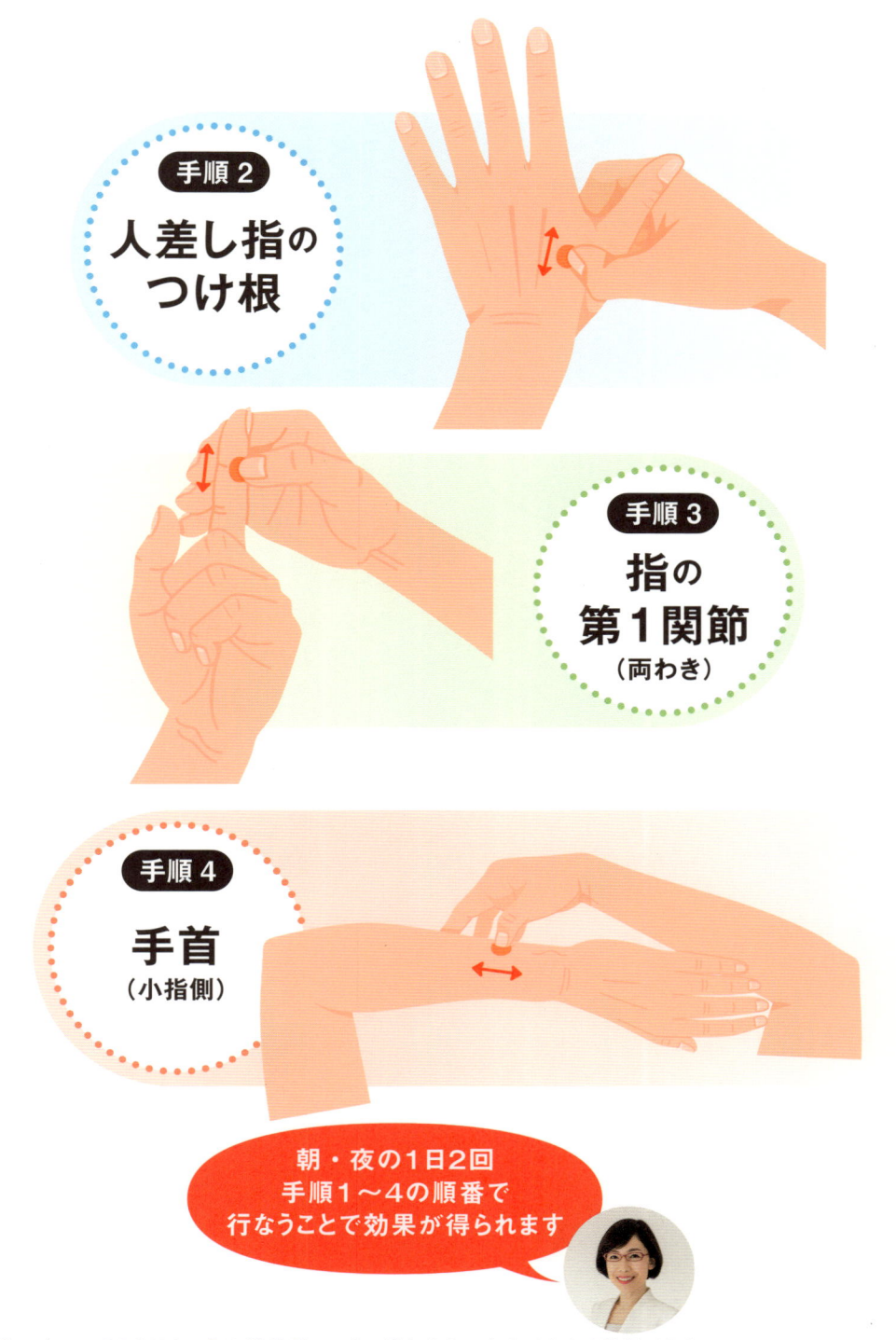

手順1

手首
（親指側）

神経ポイントの見つけ方

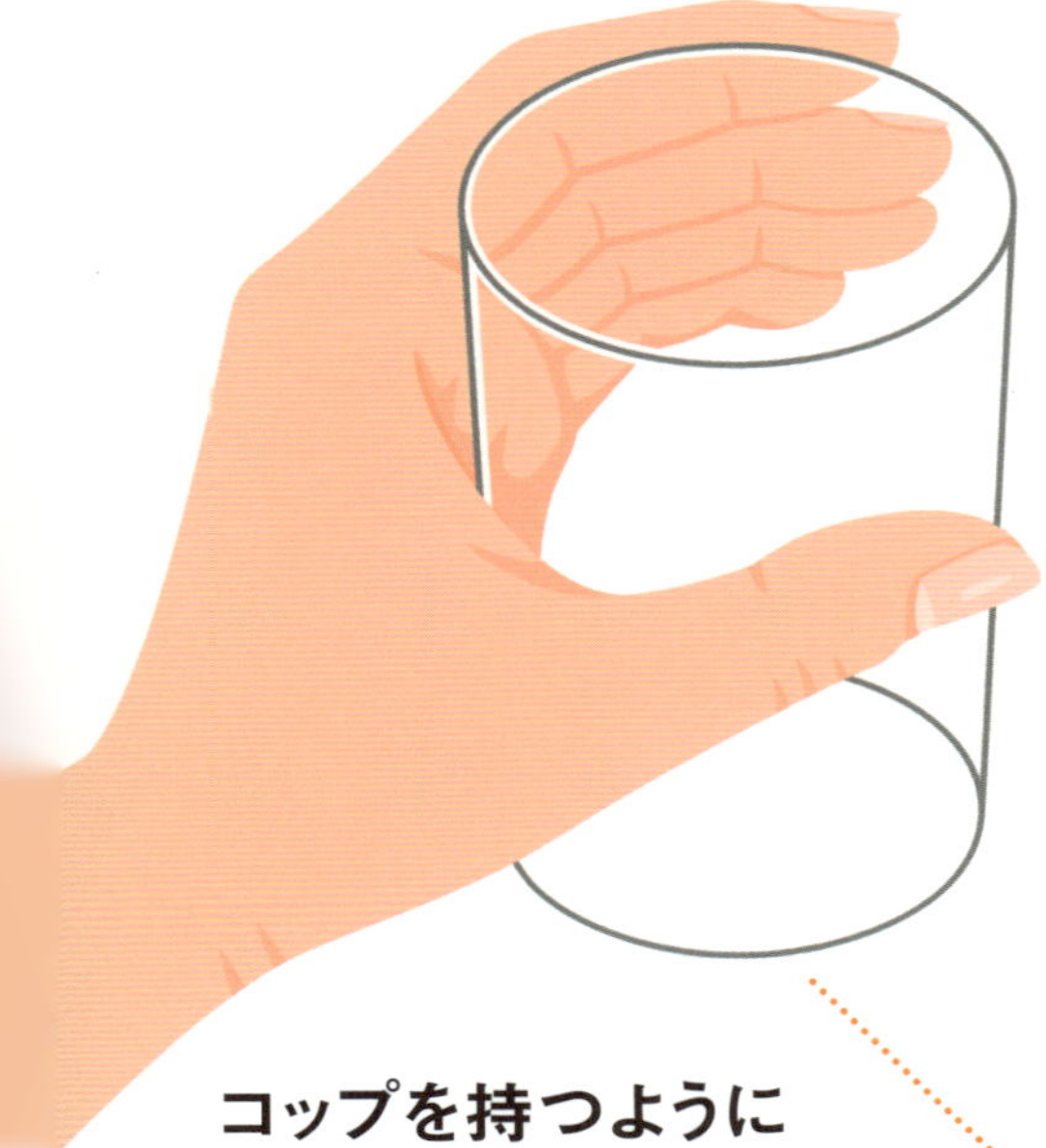

01

コップを持つように手を構える

手首のシワから3㎝のポイントをぐりぐりとしごくように刺激する

橈骨神経をピンポイントで刺激

手首の親指側には皮膚近くの浅い部分に橈骨《とうこつ》神経が走っています。手順1ではこの「手首（親指側）の神経ポイント」を刺激していきます。

神経ポイントは、手首のシワから3㎝のところで、刺激するとぐりぐりした感覚がある場所です。「神経ポイントの見つけ方」を参考にして、場所を間違わないように気をつけながら刺激を加えていくようにしましょう。

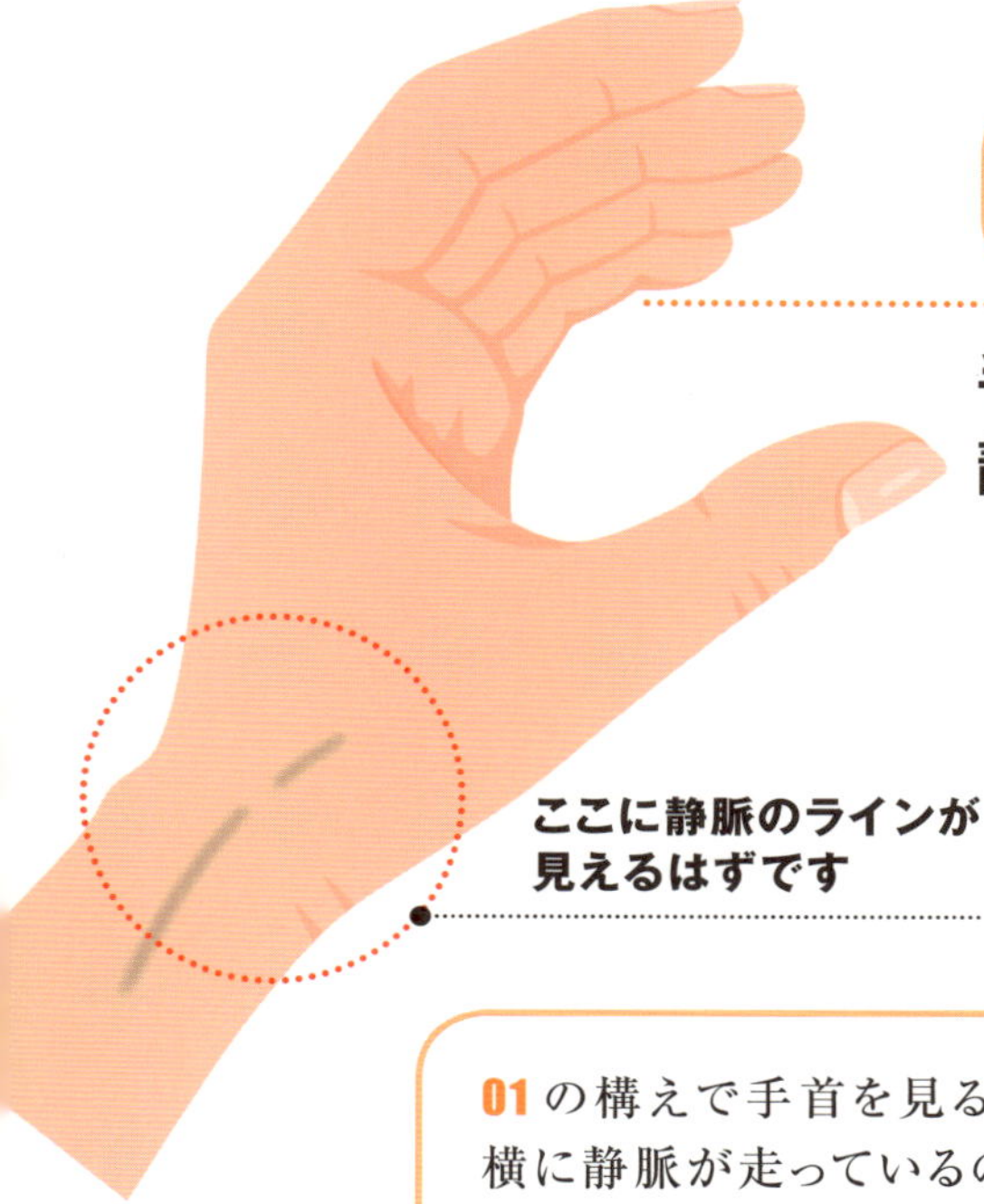

02

手首の横を走る
静脈の位置を確認する

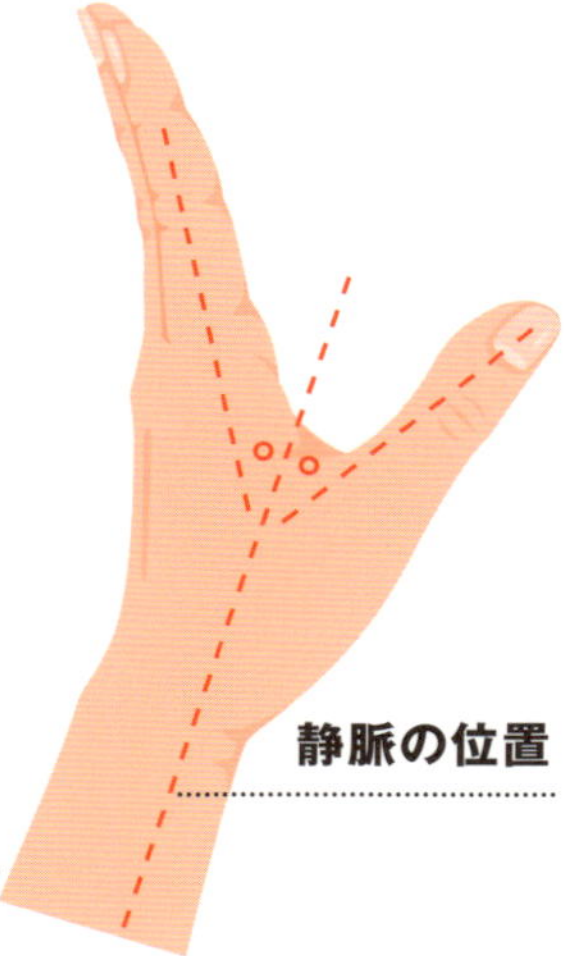

01の構えで手首を見ると、手首の横に静脈が走っているのがうっすら見える（ちょうど親指と人差し指の股の延長線上）。その位置を確認する。

03

静脈のラインと手首の横のシワの交差点から3㎝の場所を探す

「静脈のライン」と「手首の横の深いシワ」が交差したところから、3㎝ひじ方向へ寄った場所が刺激を加える神経ポイントとなる。

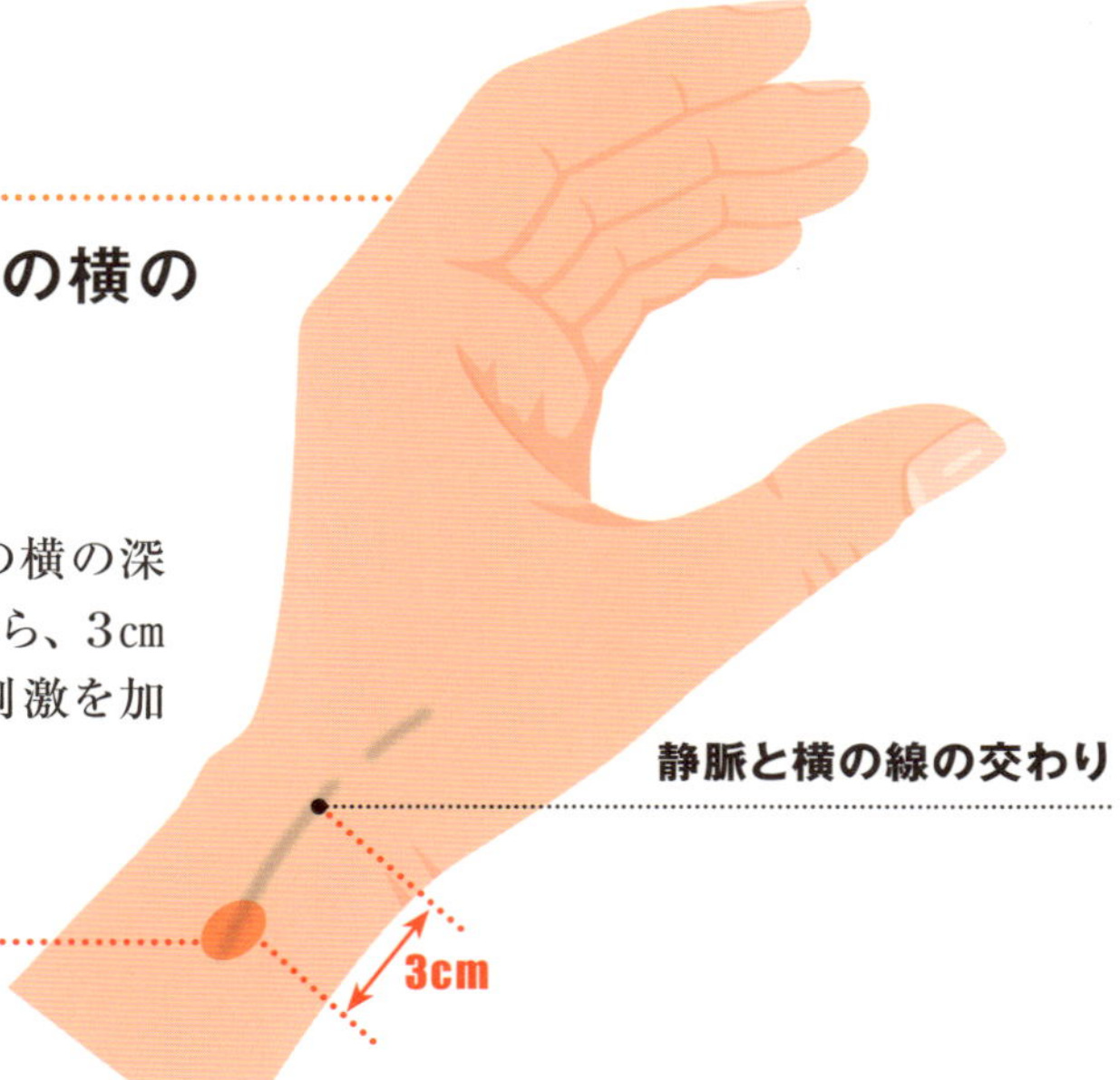

04

親指の爪を立てて
10 秒間、しごくように
神経ポイントを刺激する

神経ポイントに親指の爪を立てて、10 秒間しごくように刺激を加える。刺激するとぐりぐりした感覚があるはず。爪の先に力を込めてタテ方向に小刻みに揺らしつつ、とくに痛いと感じるところを刺激していくといい。

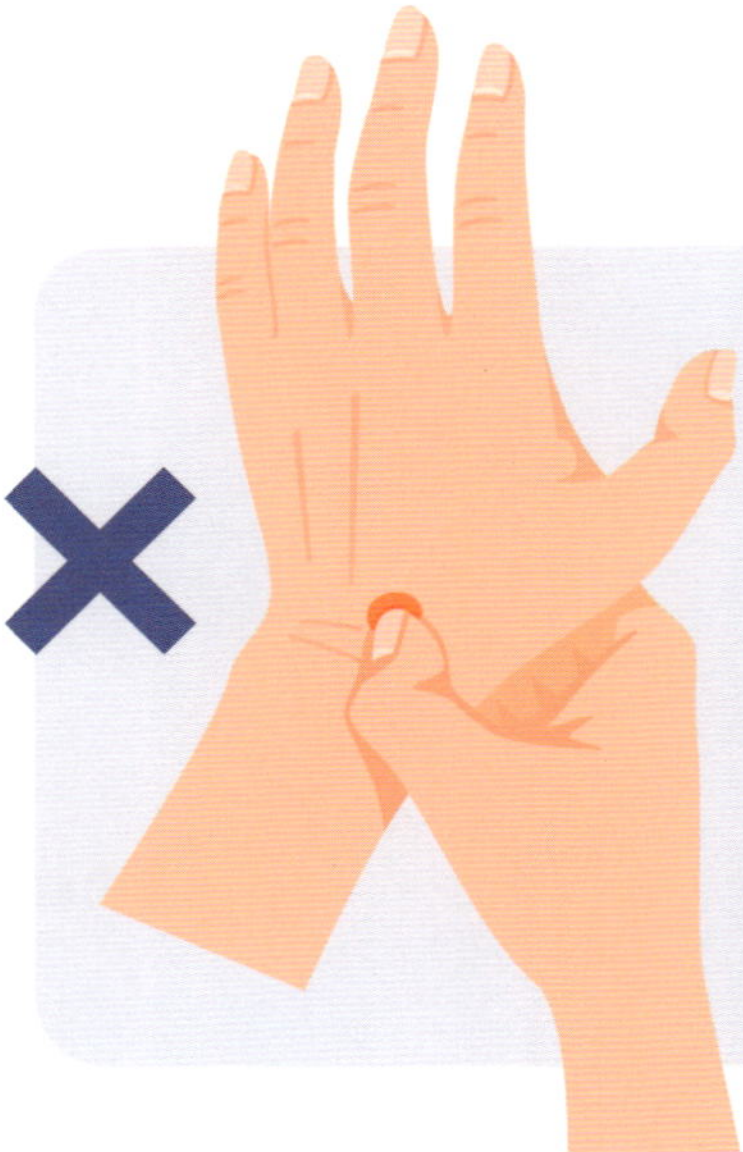

NG

神経ポイントから
ずれていると効果ナシ

同じ手首でも手のひらの下側の静脈を目安にしていたり、手首のシワから数ミリも離れていないところを刺激していたり……場所が間違っていると、効果はまったく得られません。十分に注意しましょう。

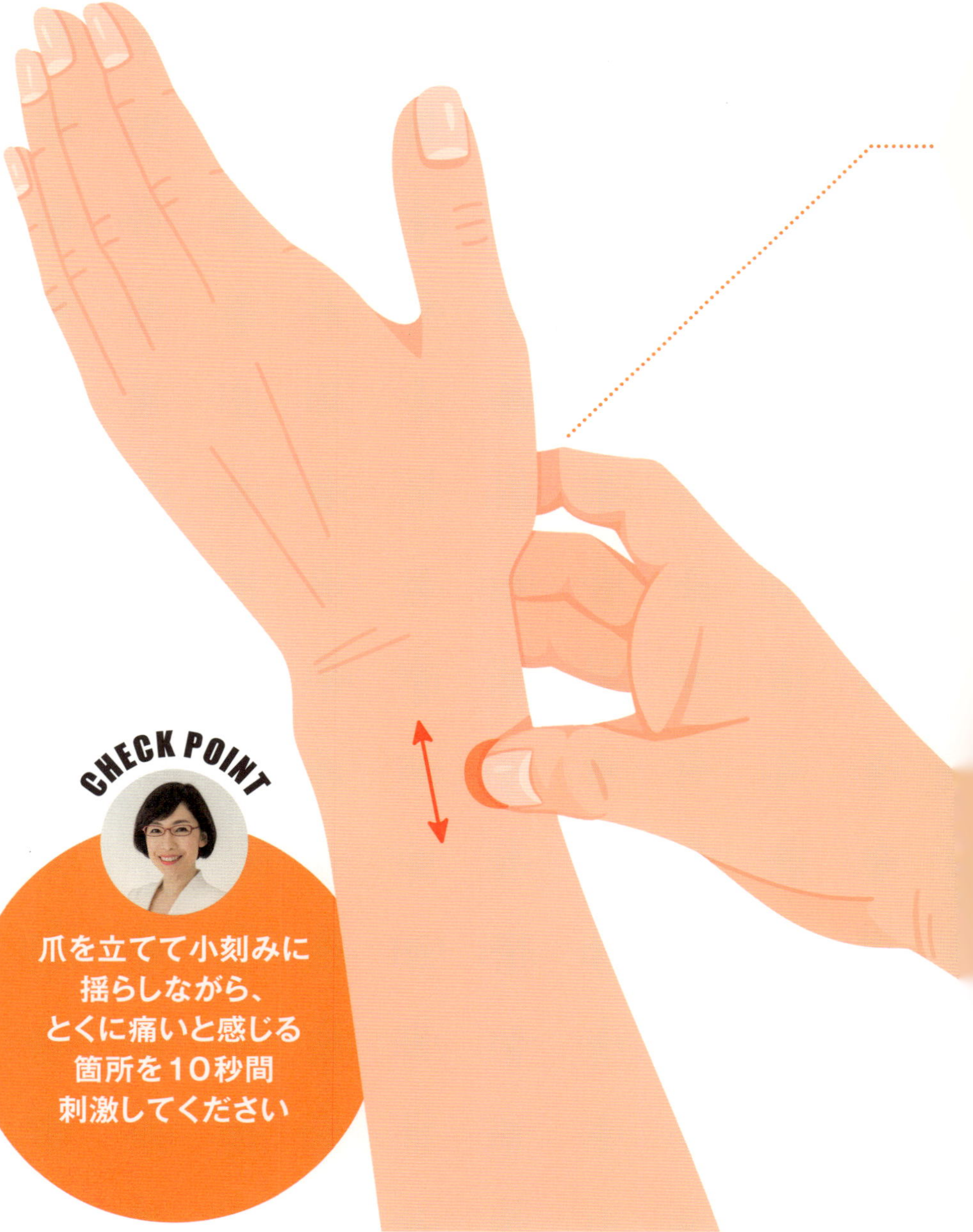

CHECK POINT

爪を立てて小刻みに揺らしながら、とくに痛いと感じる箇所を10秒間刺激してください

手順2

人差し指のつけ根

神経ポイントの見つけ方

01

人差し指のつけ根のポイントを確認する

神経ポイントの場所は、人差し指のつけ根部分の骨の下側。指の股の奥（合谷《ごうこく》というツボ：左下のコラム参照）と間違う人が多いので注意が必要。場所が合っていれば、コリコリしていて爪で刺激したときにピリッとした痛みが走るはず。

人差し指の骨の下側のキワに親指の爪を潜り込ませて刺激する

「骨のキワを削ぐ」感じでぐりぐり

人差し指と親指の股のV字部分には橈骨《とうこつ》神経が走っていて、手指の重要な神経ポイントになっています。手順2では、この「人差し指のつけ根の神経ポイント」を刺激していきます。

刺激は、「人差し指の骨の下側」に親指の爪をグッと潜り込ませる感じで行なうのがコツ。人差し指の骨のキワを削ぐような感覚で、少し痛いと感じるくらいの強さでぐりぐりと刺激していきましょう。

CHECK POINT

「指の股」ではなく、
「人差し指の骨のキワ」に
神経ポイントが
あります

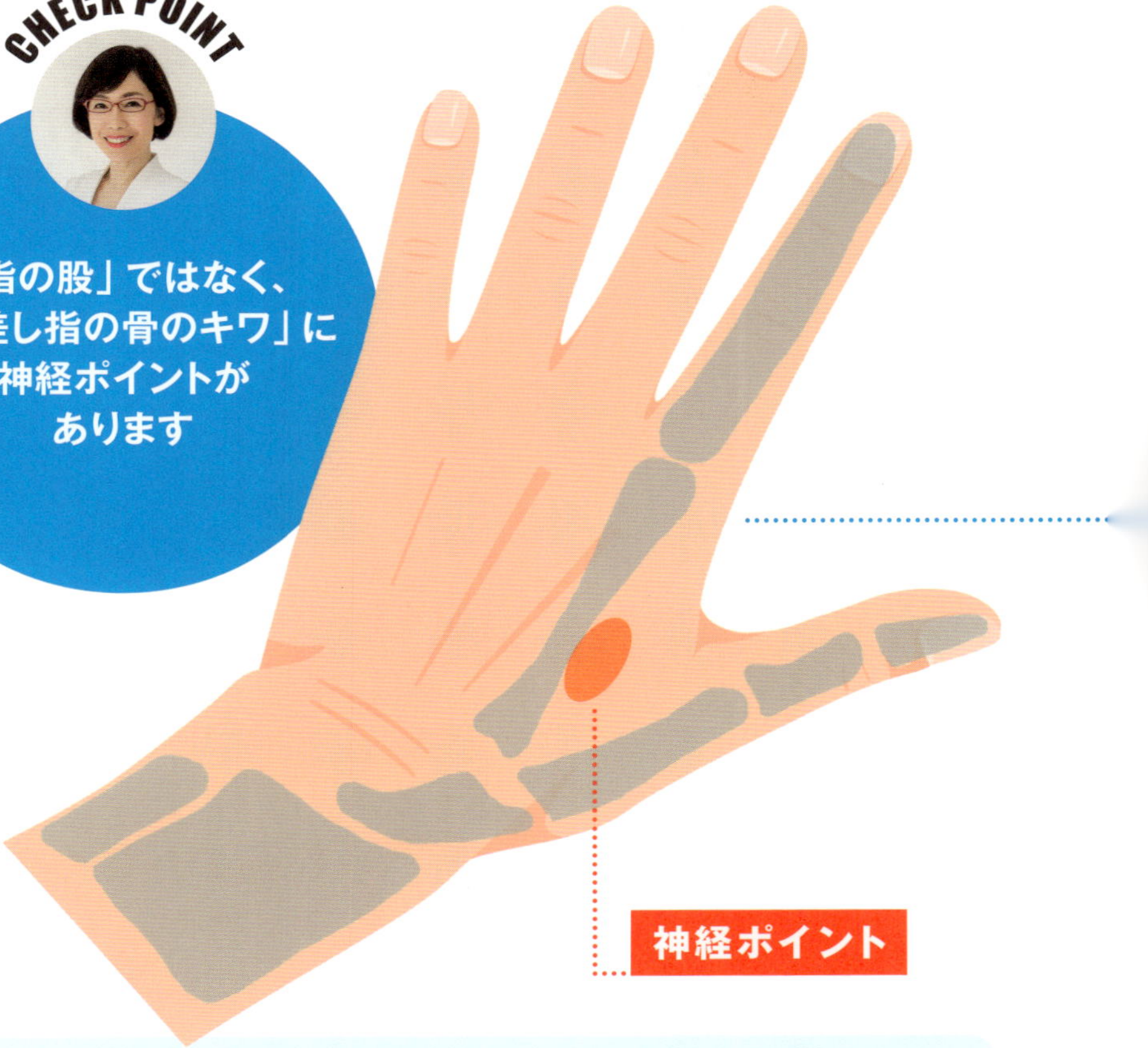

ツボの「合谷」と間違わないように注意！

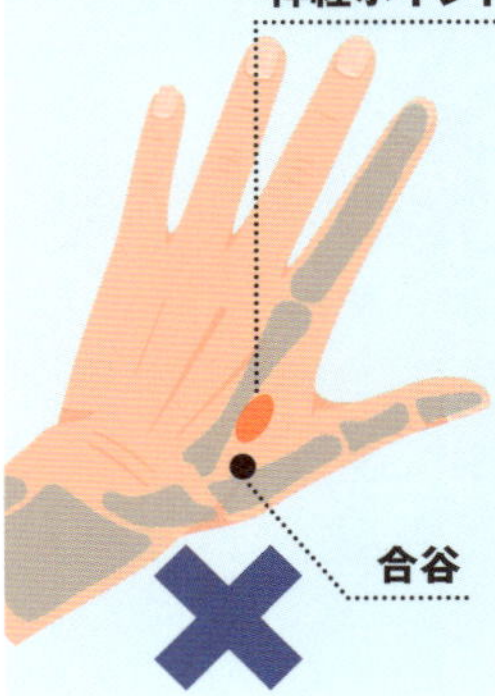

親指と人差し指のV字部分の奥には、東洋医学で「合谷《ごうこく》」と呼ばれるツボがあります。このツボを揉めば、それはそれで気持ちいいのですが、いくら ここを揉んでもヘバーデン結節に対する効果はもたらされません。「神経ポイント」と「ツボ」はまったくの別物。間違わないように十分に注意してください。

人差し指のつけ根の
マッサージの仕方

CHECK POINT

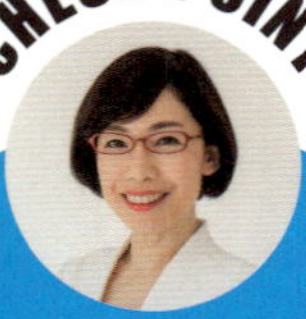

**人差し指の骨のキワに
親指の爪を食い込ませて、
肉を削ぎ落とすように
ぐりぐりと刺激する**

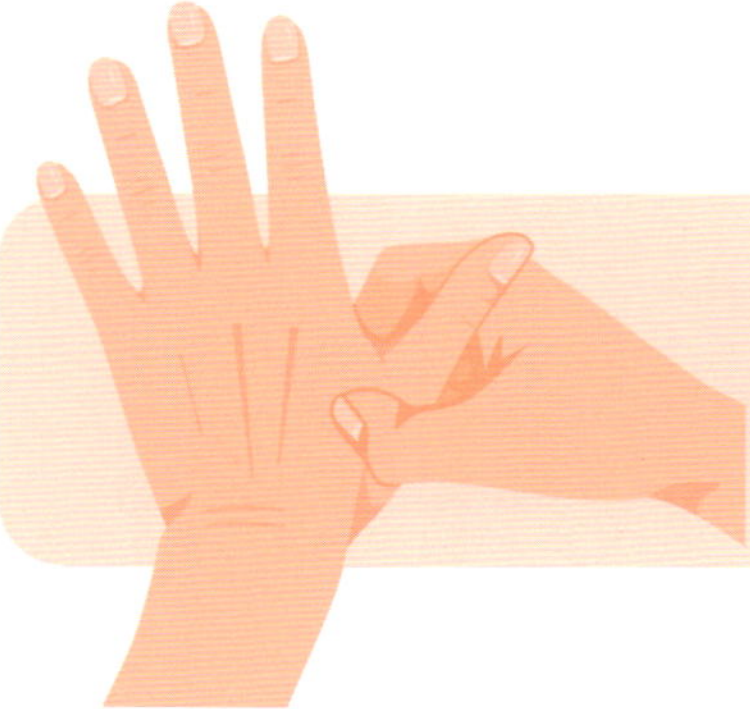

OK

○ **親指の外側から
マッサージ**

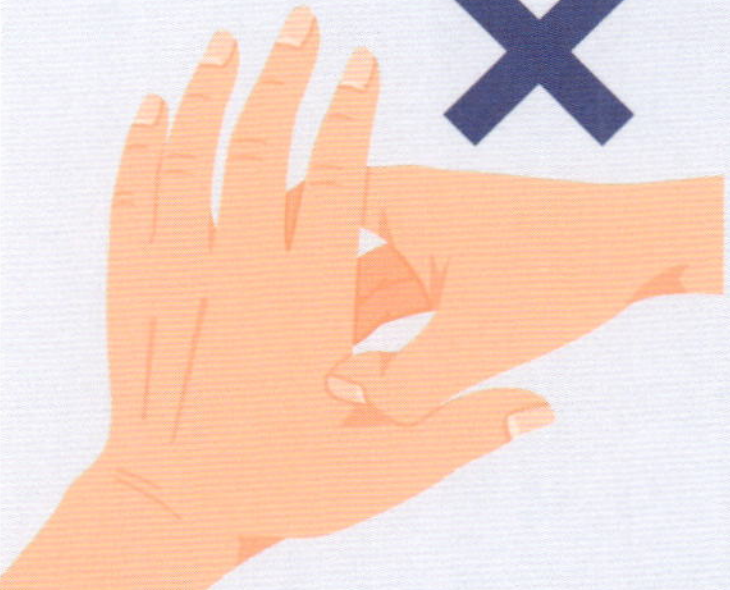

NG

× **親指と人差し指の
股からマッサージ**

指の股から手を入れると、つい合谷をマッサージしてしまいがち。親指の外側から挟み込むようにマッサージすれば、神経ポイントに親指の爪が適した角度で当たり、効果的に刺激を送ることができる。

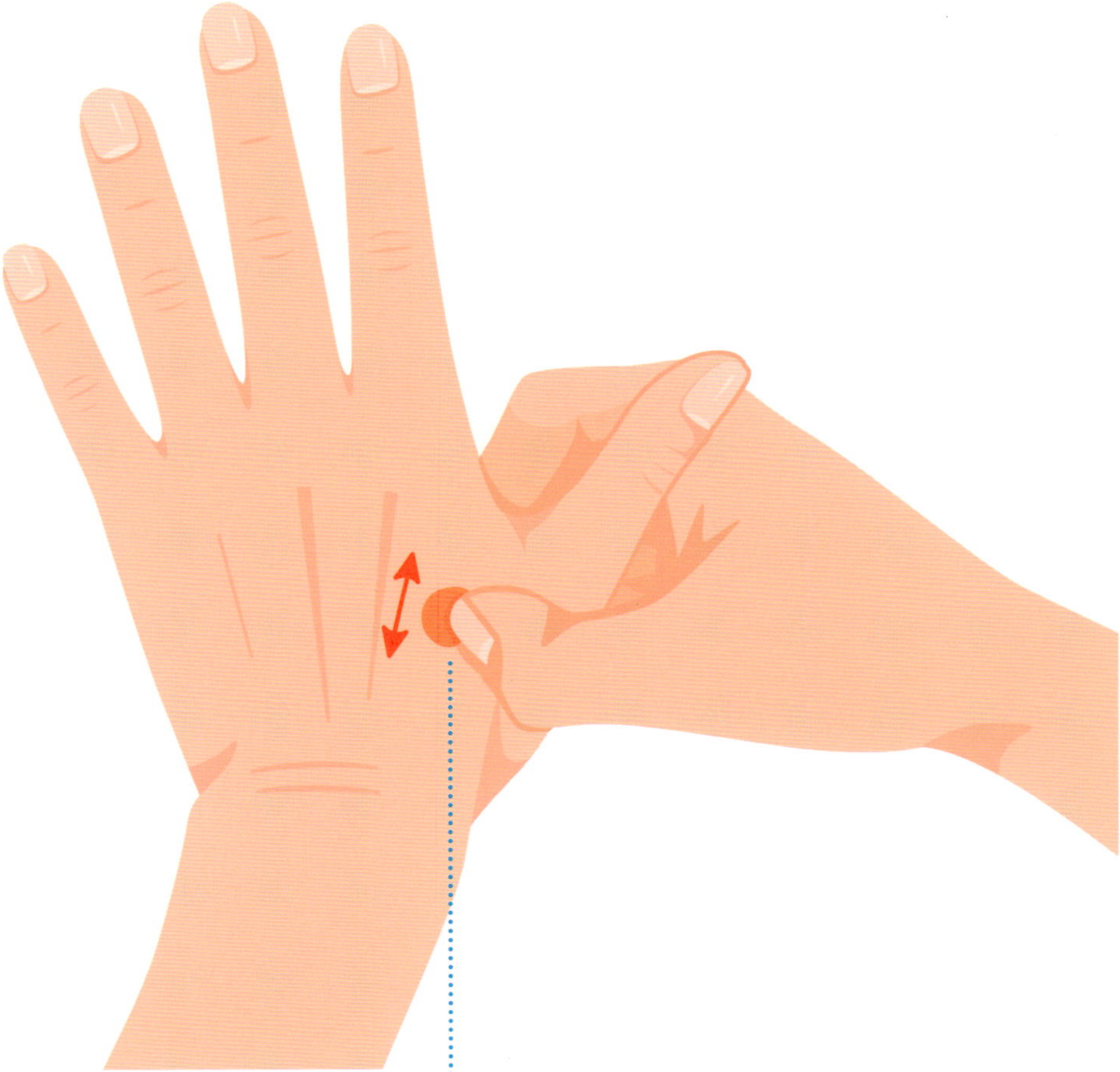

02

親指の爪を立てて10秒間、神経ポイントを刺激する

神経ポイントに親指の爪を当てる。他の４本の指は手のひら側に添えて、親指の爪と４本の指で挟み込みながら10秒間刺激。この際、親指の爪を人差し指の骨のキワに食い込ませて、骨の下側の肉を削ぎ落とすような感覚で小刻みに揺らしながら刺激していくといい。

手順3

指の第1関節
（両わき）

神経ポイントの見つけ方

OK

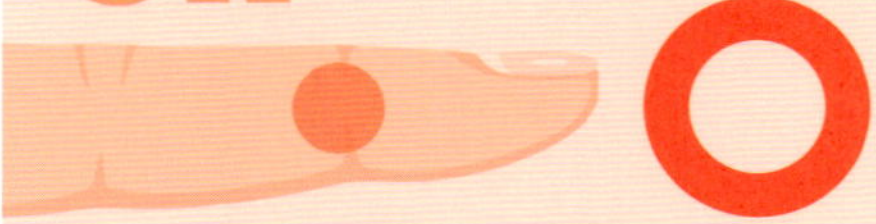

指の第1関節の側面

NG

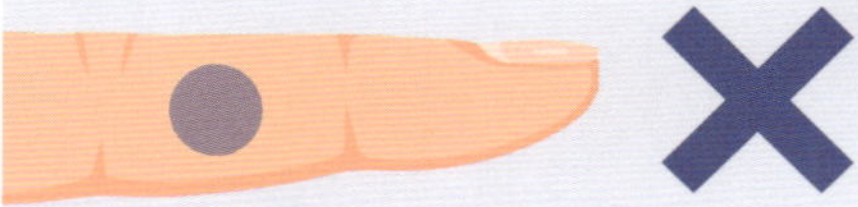

指の関節と関節の間

指をマッサージする際、第1関節と第2関節の間のやわらかい部分を刺激しても効果は得られません。第1関節側面の「ごりっとした部分」をダイレクトに刺激してください。

4本の指の第1関節を親指の爪で丹念に刺激していく

痛みを怖がって手加減してはダメ

手順3では、指の第1関節の左右両わきにある神経ポイントを刺激します。へバーデン結節は指の第1関節に発生する疾患ですから、指の患部そのものにダイレクトに刺激を送ることになります。

1本1本、片側10秒ずつ強めの刺激を送るわけですが、痛みを怖がって手加減をしてはダメ。痛いと感じるくらいの刺激を10秒間日々丹念に送ってこそ、つらい指の症状を乗り越えることができるのです。

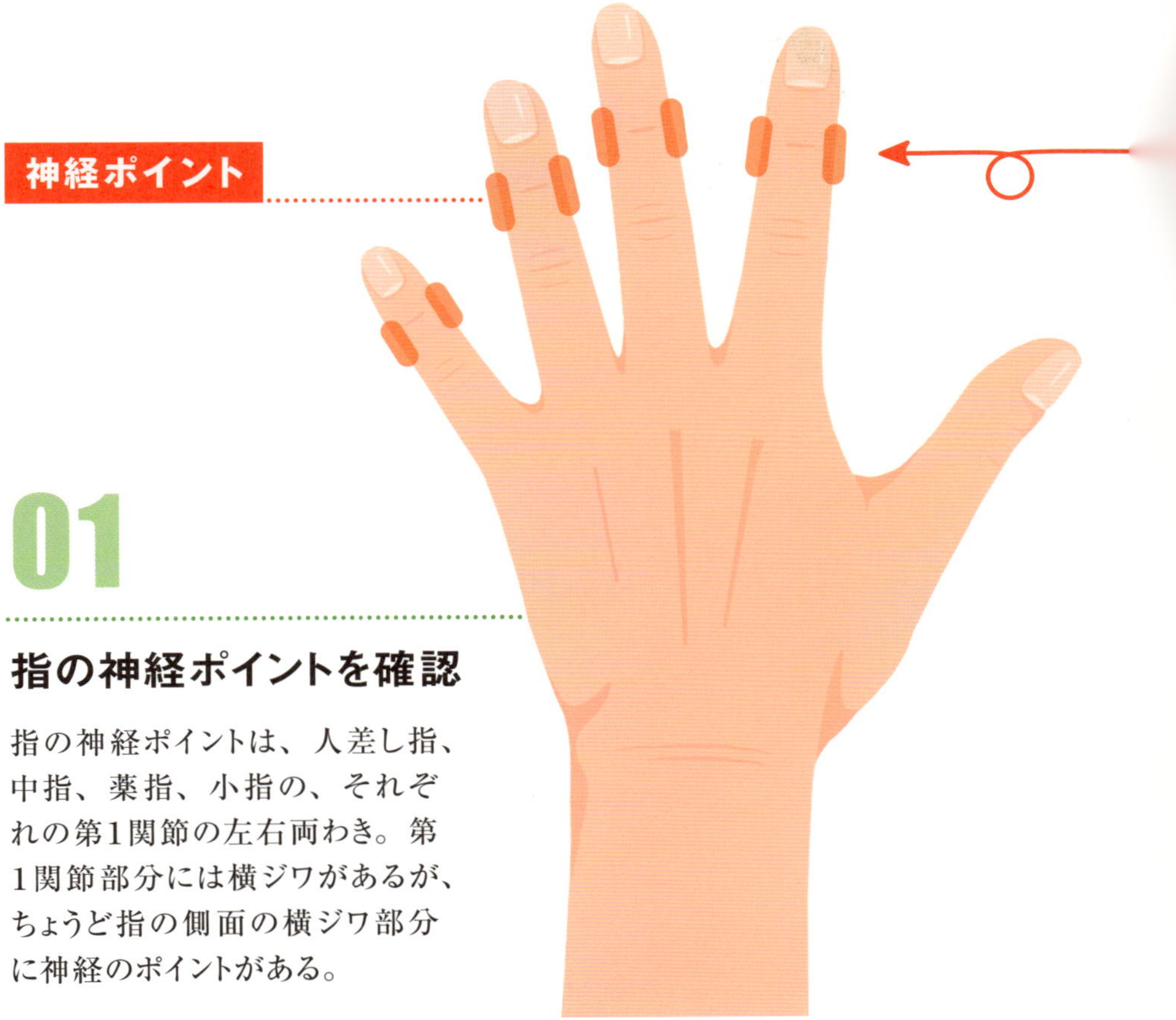

01

指の神経ポイントを確認

指の神経ポイントは、人差し指、中指、薬指、小指の、それぞれの第1関節の左右両わき。第1関節部分には横ジワがあるが、ちょうど指の側面の横ジワ部分に神経のポイントがある。

親指のヘバーデン結節は少ない

ヘバーデン結節では、親指に症状が現われることは滅多にありません。だから、手順3を行なう際は、親指は除外してOK。もし、親指を動かすと痛い場合は、母指《ぼし》CM関節症や手首の腱鞘炎《けんしょうえん》など、他の疾患が原因の可能性もあります（72～77ページ参照）。

指の第1関節（両わき）の
マッサージの仕方

CHECK POINT

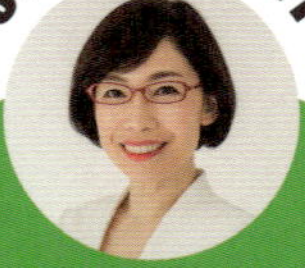

指の右側も、左側も、必ず「片側ずつ」マッサージするようにしてください

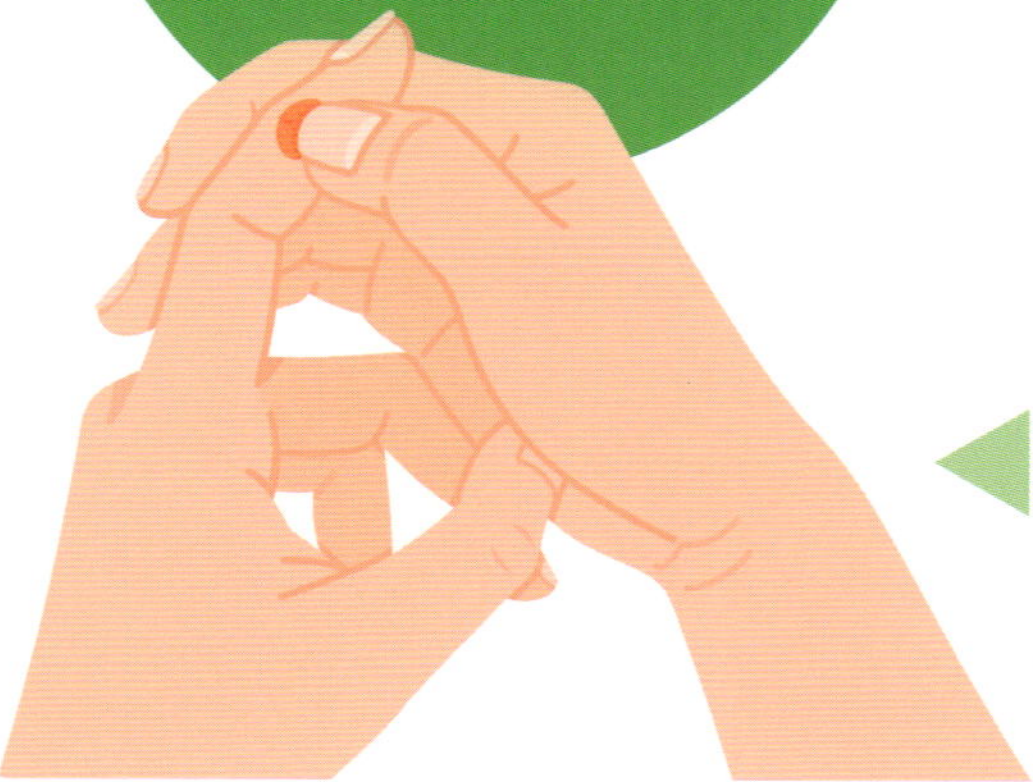

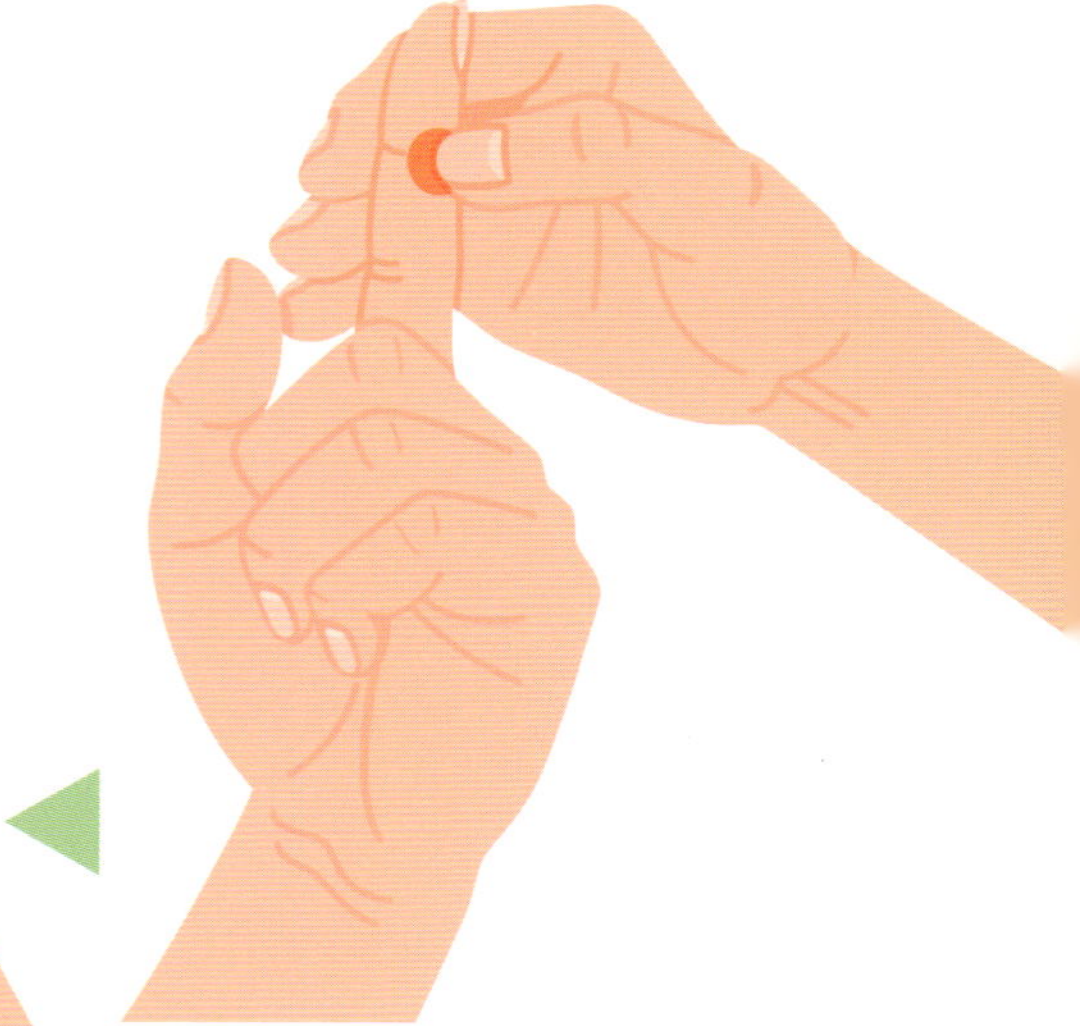

02

人差し指を左右10秒ずつ刺激する

人差し指の第1関節の神経ポイントに親指の爪を立て、爪の先を小刻みに揺らしながら10秒間ぐりぐりと強めに刺激する。この際、「右側10秒間、左側10秒間」といったように片側ずつ刺激する。人差し指が済んだら、中指、薬指、小指も片側ずつ同様に行なう。

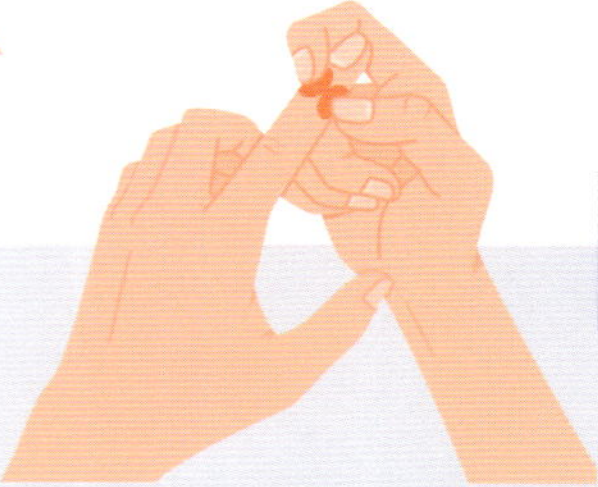

NG

両側から刺激を加えてはダメ!

×

1本の指を親指と人差し指で挟み込んで左右両側を同時に刺激するのはNG。左右同時だと十分な効果を上げることができません。横着せずに片側ずつ行なうようにしましょう。

03 中指を左右10秒ずつ刺激する

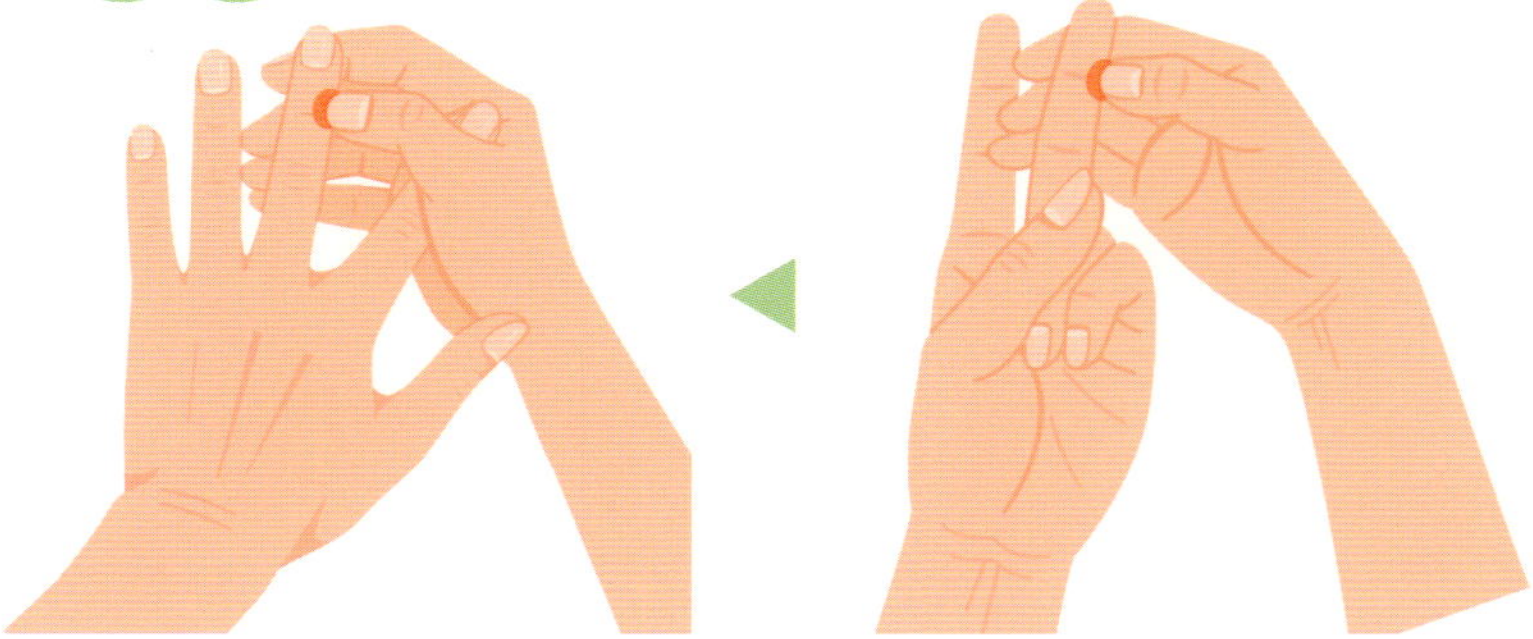

04 薬指を左右10秒ずつ刺激する

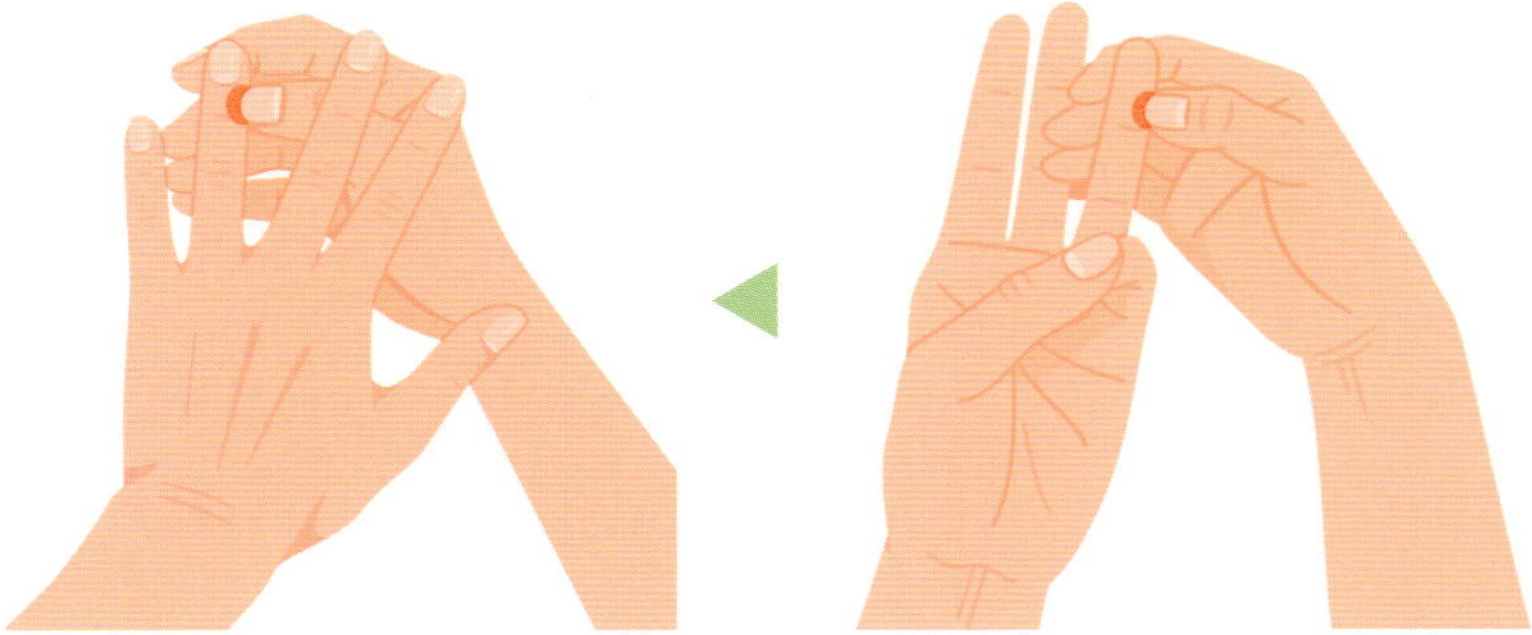

05 小指を左右10秒ずつ刺激する

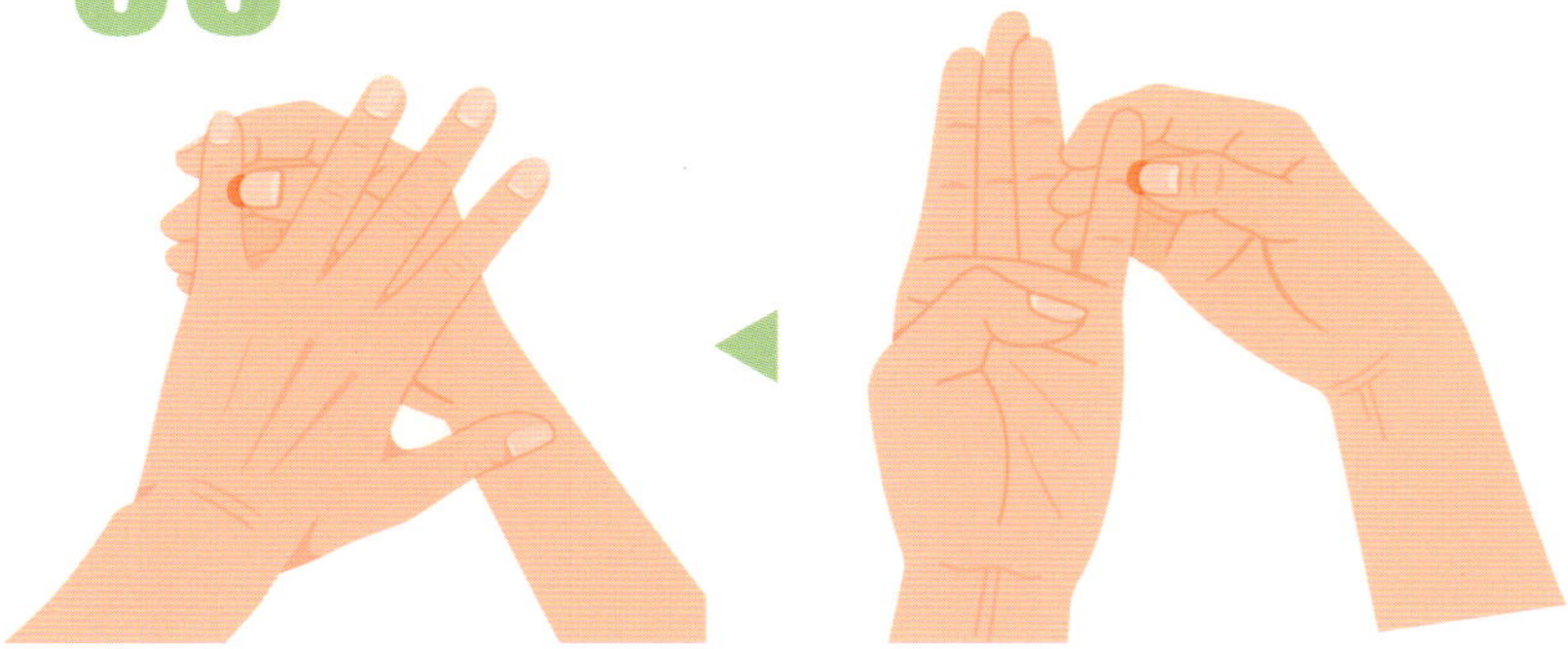

手順4

手首
（小指側）

神経ポイントの見つけ方

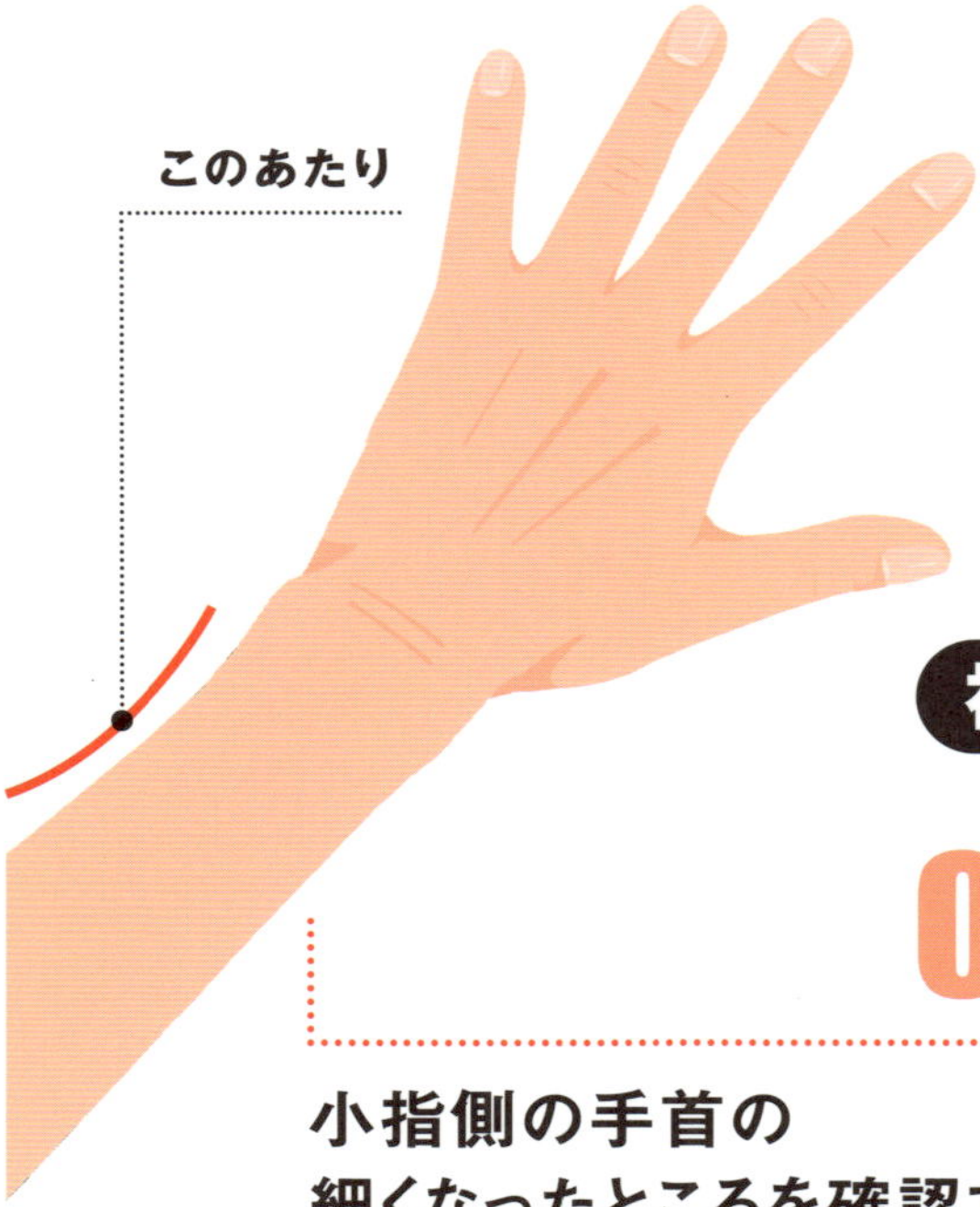

01

小指側の手首の細くなったところを確認する

手首の小指側の側面の「くびれたように少し細くなっている部分」を確認。場所のおおまかな目安をつける。

親指の爪が骨に当たっている感じを大事にしながら刺激

小指側を走る尺骨神経を刺激

手順4は、手首の小指側です。小指側には尺骨《しゃっこつ》神経が走っていて、この神経走路のうちのもっとも皮膚表層の浅い部分・「手首（小指側）の神経ポイント」を刺激していくのです。

神経ポイントは、手首のこぶ状のぐりぐりから4㎝ひじ寄りの場所。すぐ下に尺骨があるので、刺激時、親指の爪が骨に当たっている感じを大事にしながらマッサージしていきましょう。

02

手首のぐりぐりから
4cmひじ寄りのポイントを探す

手首の小指側の「こぶのようにぐりぐりした骨の出っ張り」から、4cmほどひじ方向へ寄った場所が神経ポイント。ちゃんと場所が合っていれば、親指の爪で刺激したときに、爪が骨に当たっている感覚があるはず。

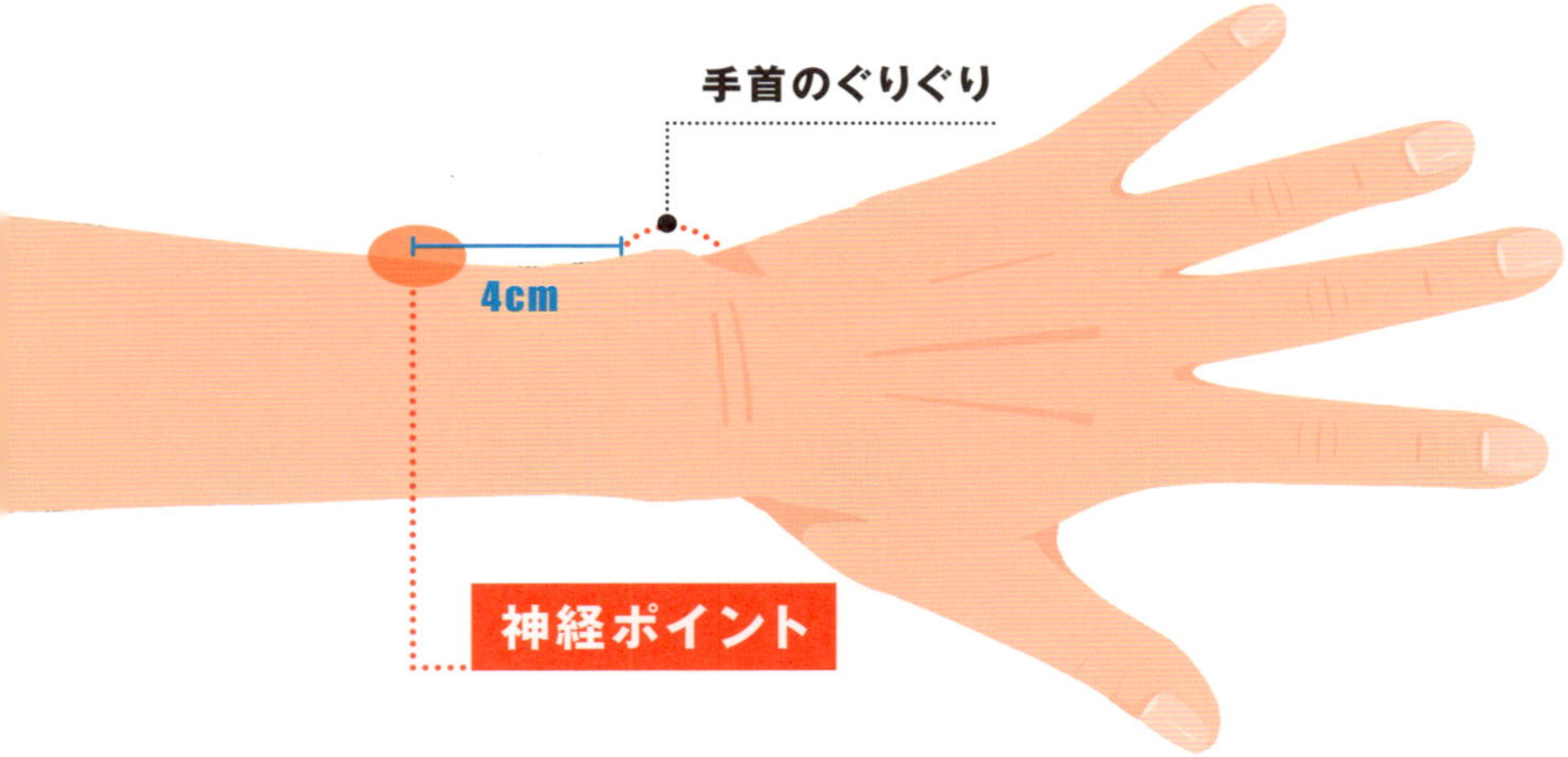

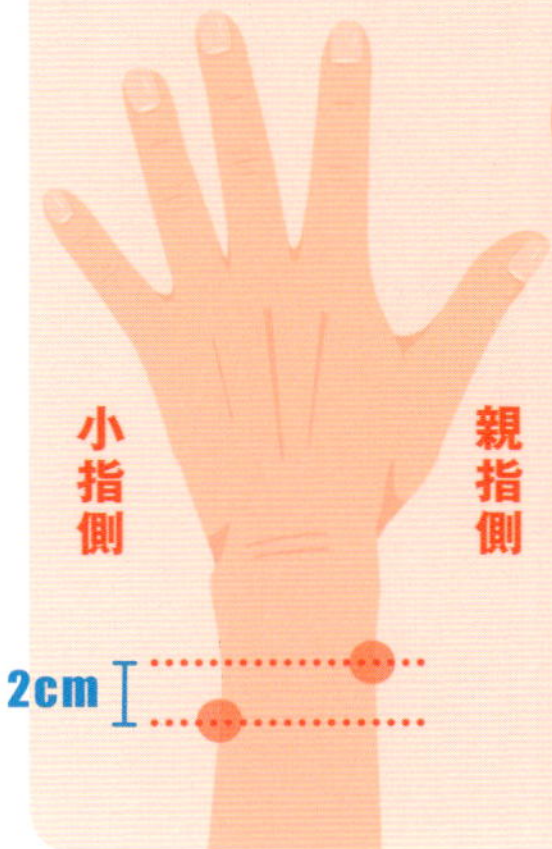

小指側のポイントは、親指側よりも2cm「ひじ寄り」です

手順1の「手首（親指側）の神経ポイント」と手順4の「手首（小指側）の神経ポイント」とでは、多少位置がずれているのでご注意ください。小指側のほうが親指側のポイントより2cmほどひじ寄りです。

手首（小指側）の
マッサージの仕方

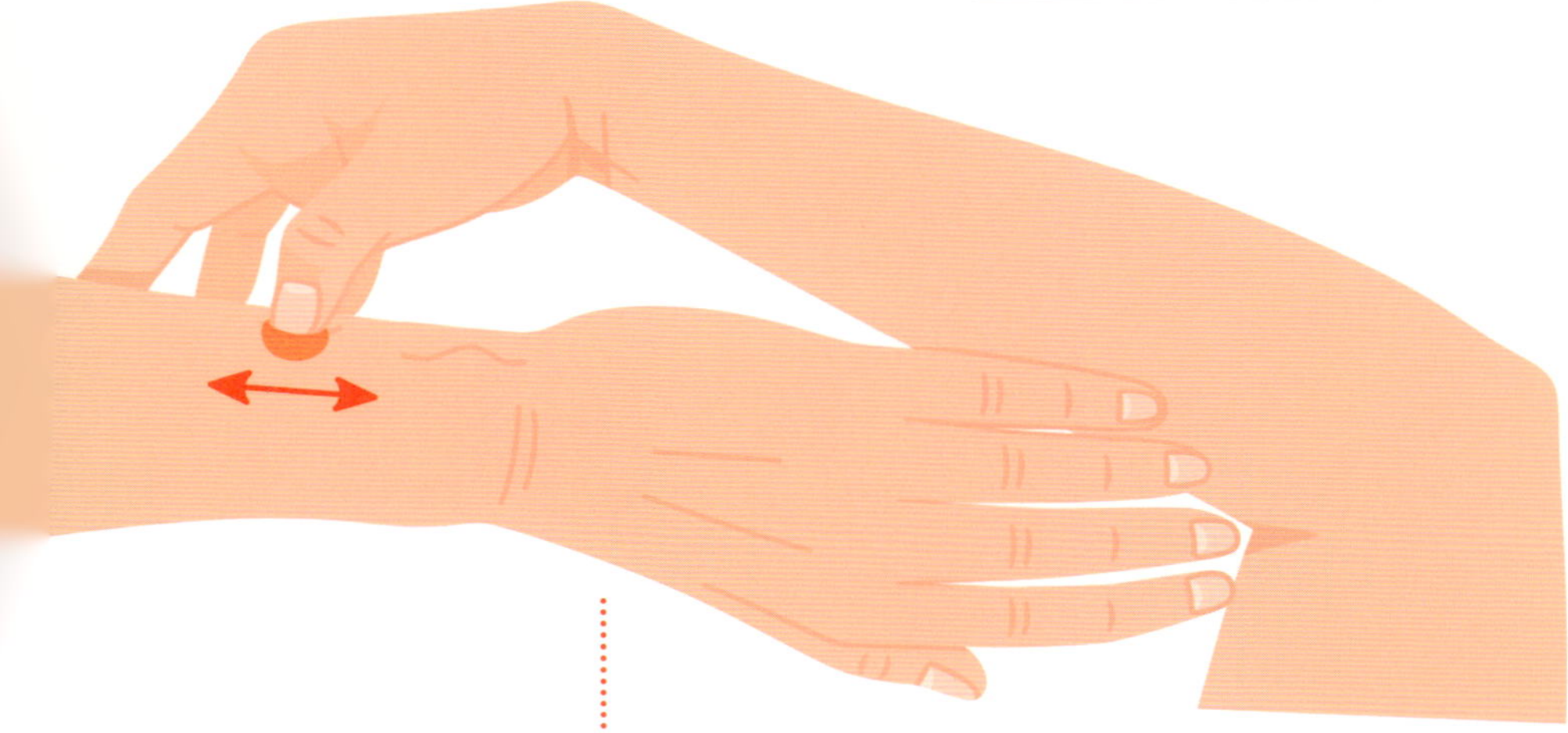

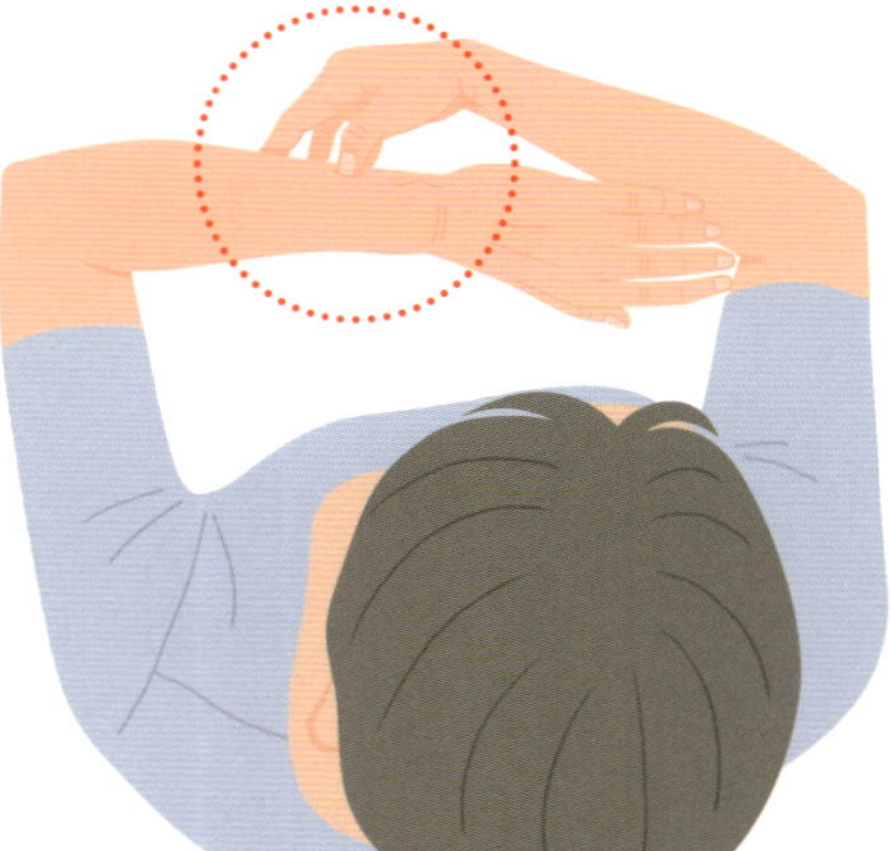

03

神経ポイントを
10秒間刺激する

神経ポイントに親指の爪を立てて力を込め、爪がゴリゴリと尺骨に当たるのを感じながら10秒間刺激する。小刻みに親指を揺らしてしごきながら、とくに痛く感じる箇所を重点的に刺激していくといい。

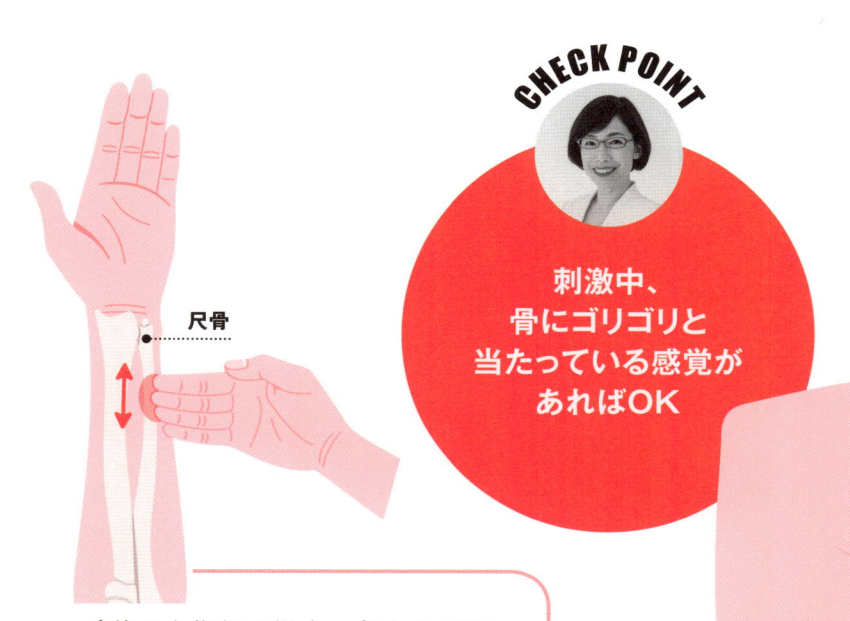

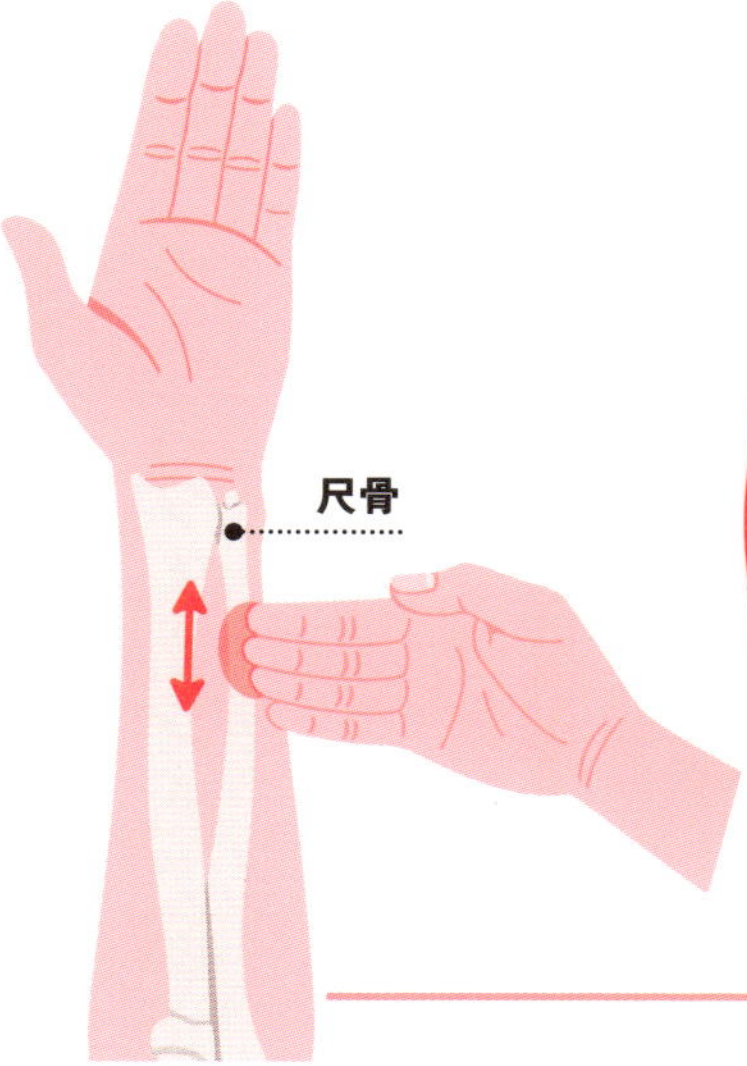

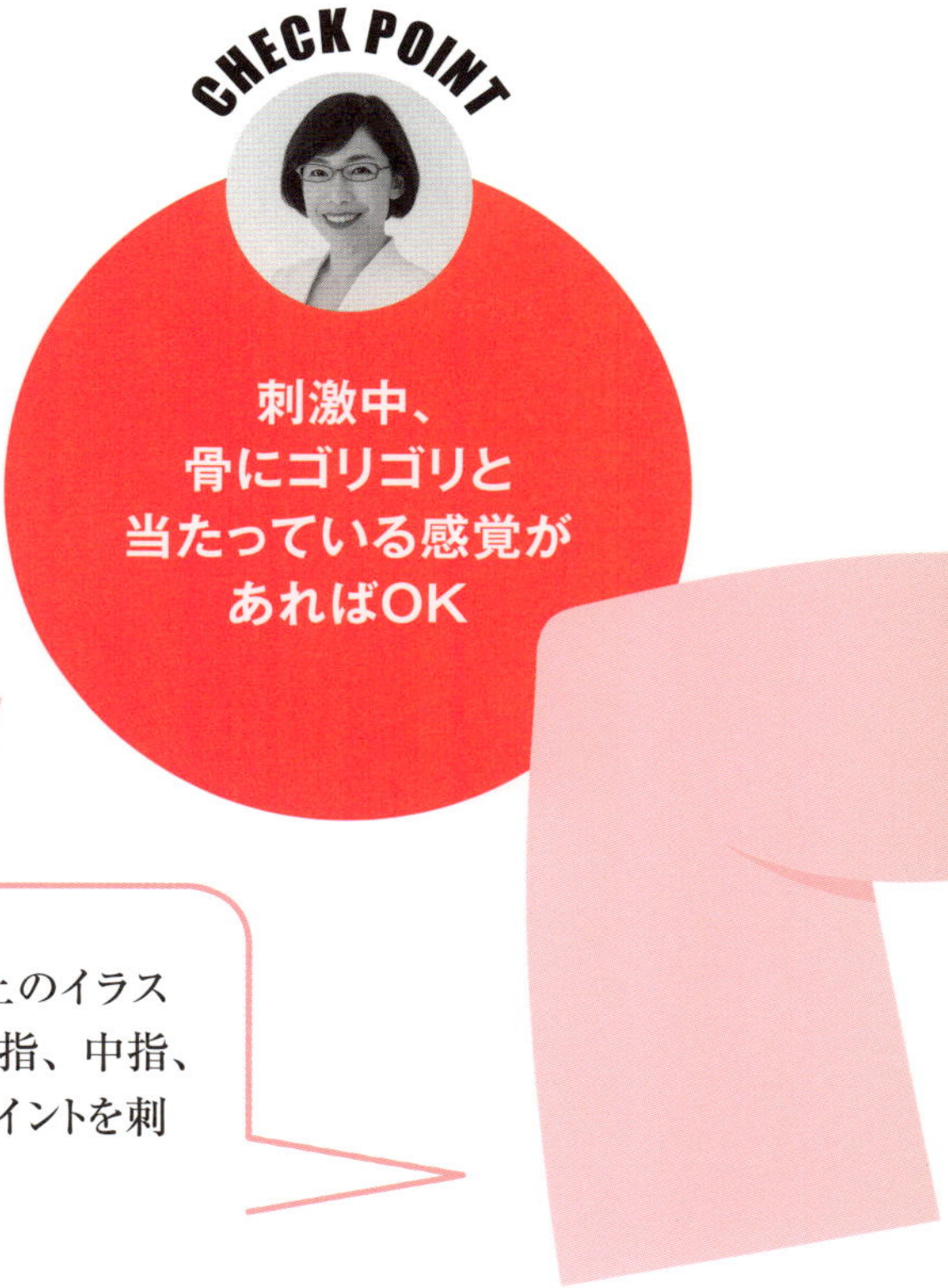

手首の小指側の場合、左上のイラストのように3本の指（人差し指、中指、薬指）の爪を立てて神経ポイントを刺激してもOKです。

神経ポイントがわかりづらいときは、1～2ミリずらしながら刺激しよう

セルフケアで「10秒神経マッサージ」を行なう場合、神経ポイントの場所を微妙に間違えて行なっている人が少なくありません。**場所がわかりづらく、合っているかどうか自信がないときは、親指の爪を1～2ミリずらしながら刺激してみてください**。合っていれば、イタ気持ちいい感覚が強く感じられたり、ピリッとした痛みが走ったりします。そして、そのポイントを集中的に刺激していきましょう。

「10秒神経マッサージ」にプラスワン！ 乳輪マッサージもおすすめ

乳輪を外側へギュッとひねる

ヘバーデン結節改善のための「10秒神経マッサージ」は、朝晩1日2回、先に述べた4つの手順を行なうのが基本です。ただ、「もし余裕があったら、ここも加えて刺激するといいよ」というプラスワン・メニューがあります。

その場所が「乳輪」です。じつは、**乳輪には神経線維の末端が多く集中**しています。つまり、乳輪も立派な神経ポイントで、ここへの刺激は手指の痛みの解消にもたいへんおすすめなのです。

やり方は、まず、乳輪を親指と人差し指でつまんで、やや強く前に引き伸ばします。次に、前に引き伸ばしたまま、外側へ90度ギュッとひねります。この刺激を10秒間行なってください。

ポイントは、「乳頭をひねる」のではなく「乳輪をひねる」点。「乳輪に対して刺激を与えているんだ」ということを頭から離さないようにしながら行なうといいでしょう。ぜひみなさん、時間に余裕があるときにトライしてみてください。

乳輪マッサージのやり方

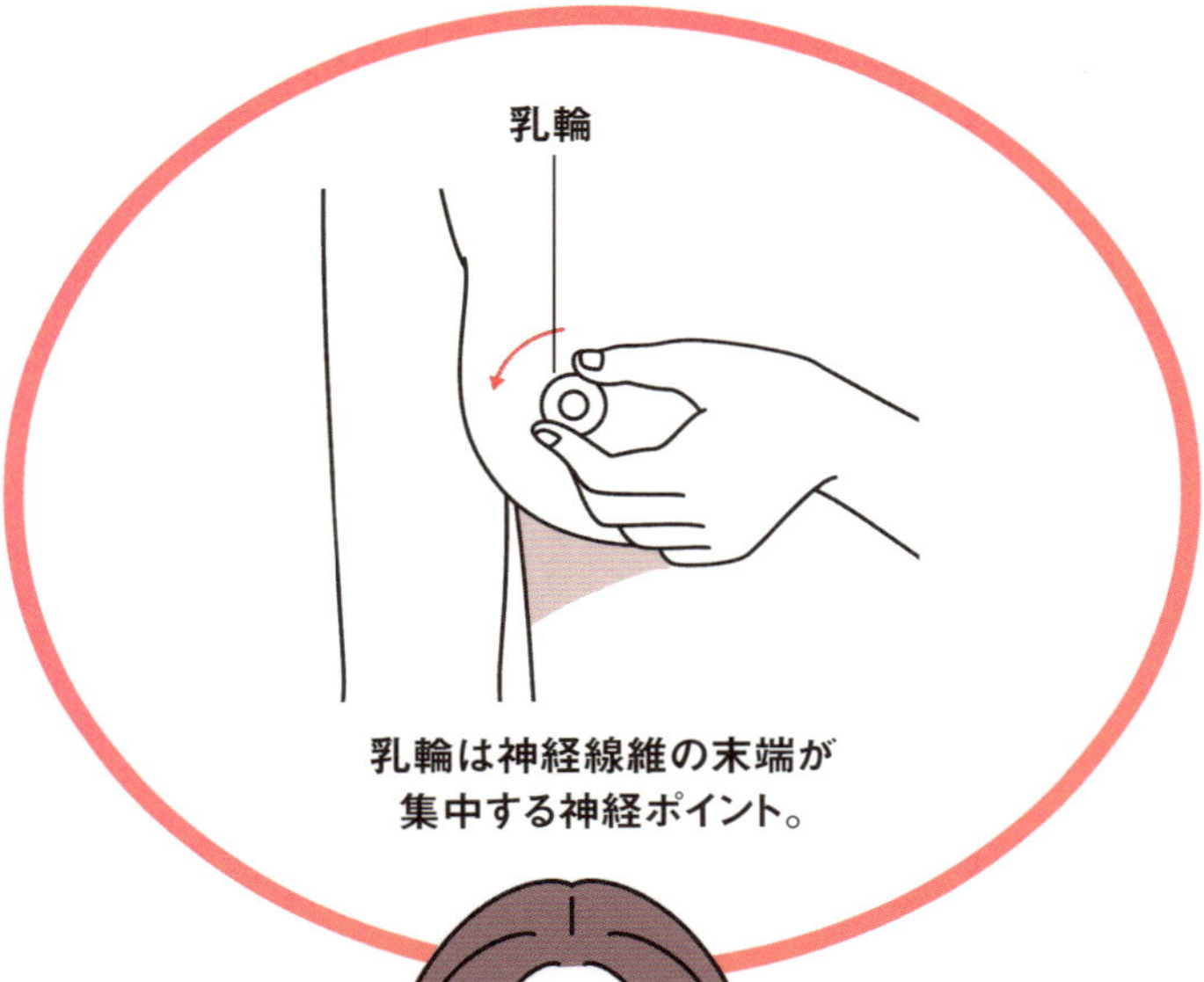

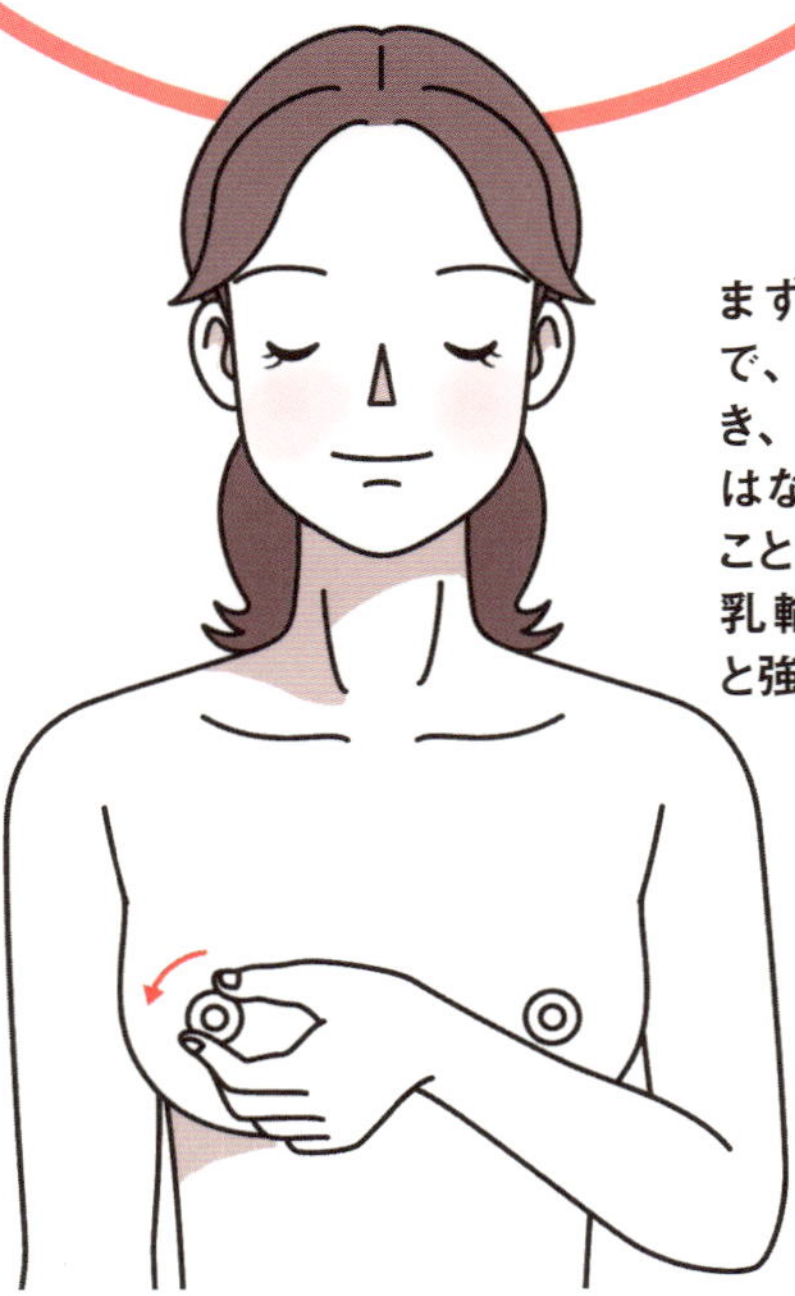

まず、指で乳輪をつまんで、前へ引き出す（このとき、「乳頭」をつまむのではなく、「乳輪」をつまむことが大事）。そのうえで、乳輪を90度外側へギュッと強めにひねる。

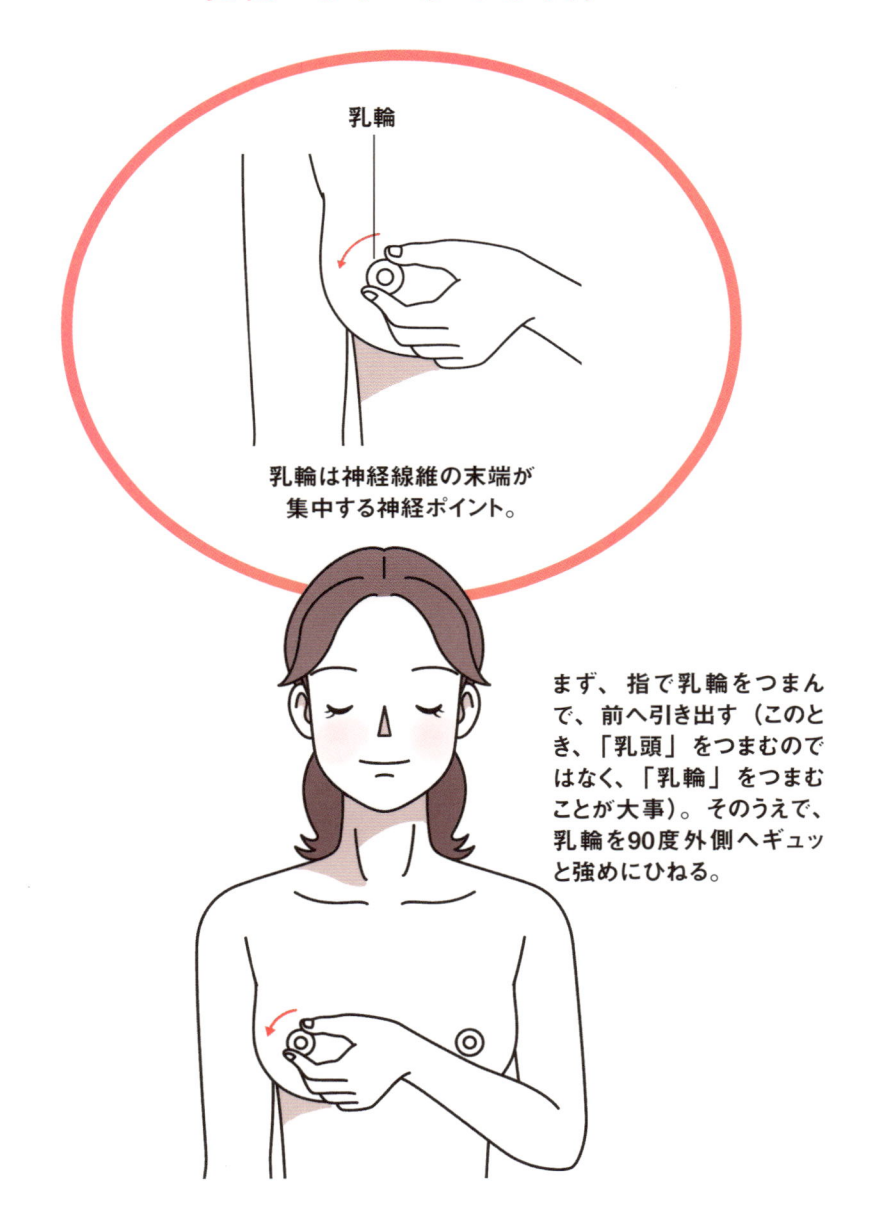

朝晩行なえば、着実に痛みがとれて手指をラクに動かせるようになる

効果のほどは学会でも発表済み

「10秒神経マッサージ」は、ヘバーデン結節の患者さんに革命的な効果をもたらす治療法となるはずです。

なにしろ、ヘバーデン結節はこれまでテーピングをして安静にするくらいしか対応策がなかった疾患であり、患者さんは「日々のつらい痛み」や「指を思うように動かせない不便」をひたすら耐えて我慢するしかありませんでした。

ところが、「10秒神経マッサージ」を行なえば、そうした痛みや不便をてきめんに解消させることが可能となるのです。

私はいつも初診の患者さんに「10秒神経マッサージ」を指導する際、やる前とやった後にグーパーをしてもらうようにしています。マッサージを行なう前は、手指の痛みやこわばりがひどく、グーをしようとしても深く握ることができません。でも、マッサージを行なった後にもう一度グーをしてみると、痛みやこわばりが軽減し、ギュッと力を込めて深くこぶしを握れるようになるのです。患者さ

長年悩まされた指の痛みが、たった4週間で半減

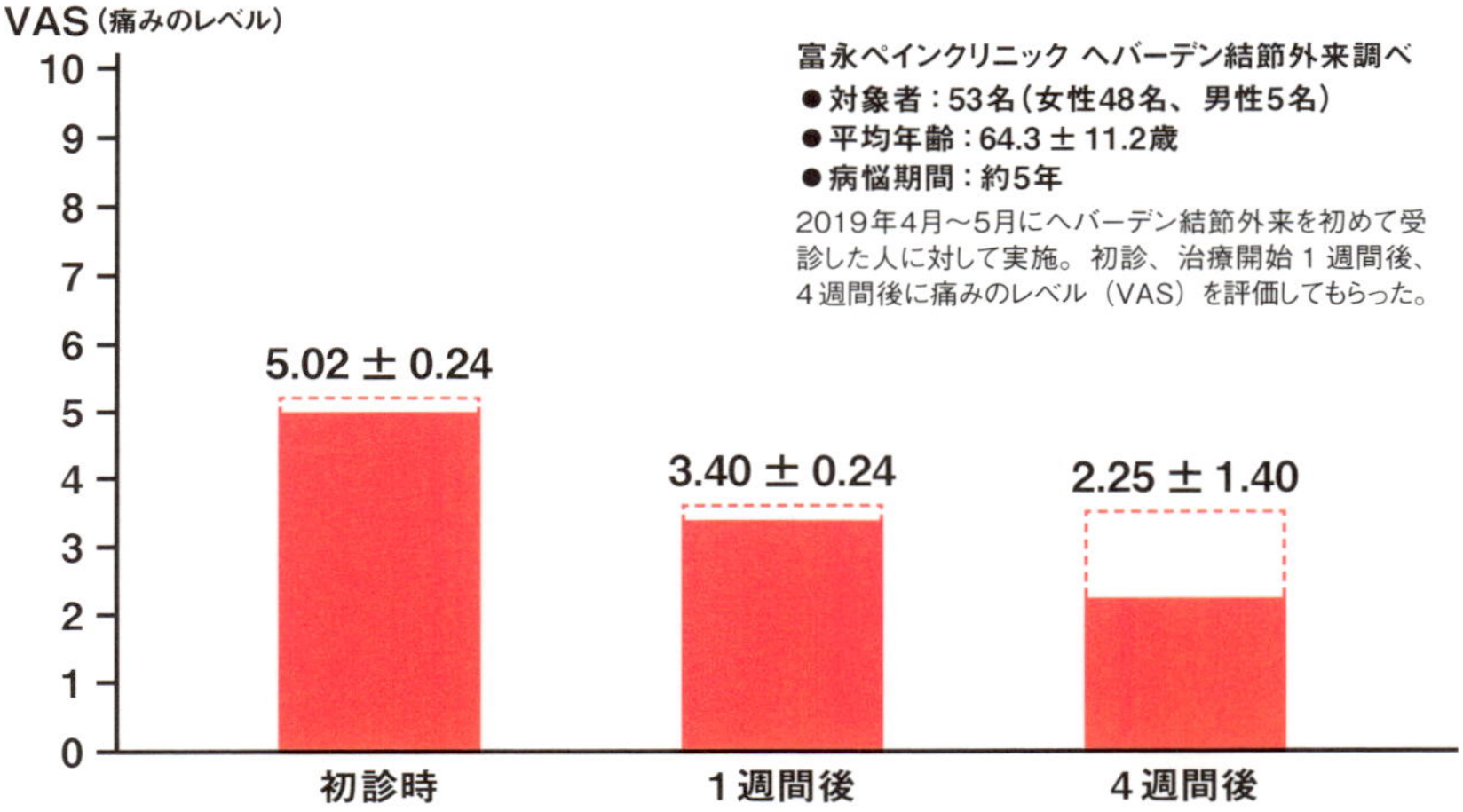

患者さんには、内服、神経ブロック注射等に加えて、毎日1日2回の「10秒神経マッサージ」を行なうよう指導。平均5年間悩まされた指先の痛みが、わずか4週間で半減したという結果が得られた。

ん方はみな驚かれ、なかには感激のあまり涙を流す人もいらっしゃいます。

痛み解消の効果は、上のグラフのようにデータでも明らか。このマッサージを朝晩行なえば着実に症状が回復するのです。これは、**「いままで治療のすべがなかった病気」に、新たな治療法が見つかったようなもの**と言っていいでしょう。

私は、こうした「10秒神経マッサージ」の効果をより多くの医師に知ってもらおうと、2019年7月の「日本ペインクリニック学会第53回大会」、において学会発表をしました。おかげで「ヘバーデン結節を治す画期的メソッド」として脚光を浴び、現在、各方面から多くの関心が寄せられています。

「できる」の範囲が広がって「生活の質」が大きく向上する

指がスムーズに動けば毎日が変わる

「10秒神経マッサージ」が多くの患者さんから支持されているのは、「セルフケアでも簡単にできて、高い効果を上げることができる」からです。

実際、神経ポイントの場所やマッサージのやり方さえ間違わなければ、**自分ひとりでへバーデン結節の症状をやわらげていくことが十分に可能**。朝晩「10秒神経マッサージ」を行なえば、手指の痛みや動かしにくさをセルフケアで解消させていくことができるのです。

痛みがとれてスムーズに手指を動かせるようになれば、それだけでみなさんの毎日の生活は大きく変わるはずです。

たとえば、以前は床に落ちたゴミを拾うのにも、包丁でニンジンを切るのにも、ペットボトルのフタを開けるのにも、いちいち指の痛みに顔をしかめながら行なわざるを得なかった。でも、「10秒神経マッサージ」を実践すれば、そういった日々の生活動作をスムーズに行なえるようになるのです。つまり、それまで「で

「10秒神経マッサージ」で痛みがとれるメカニズム

❶痛みを伝えている神経の「神経ポイント」に刺激を加える

▼

❷刺激したシグナルが脊髄→脳へと伝わる

▼

❸脳から「痛みを抑える物質」や「痛みのシグナルが伝わるのを抑える物質」などが分泌される

▼

❹手指の痛みがやわらぐ

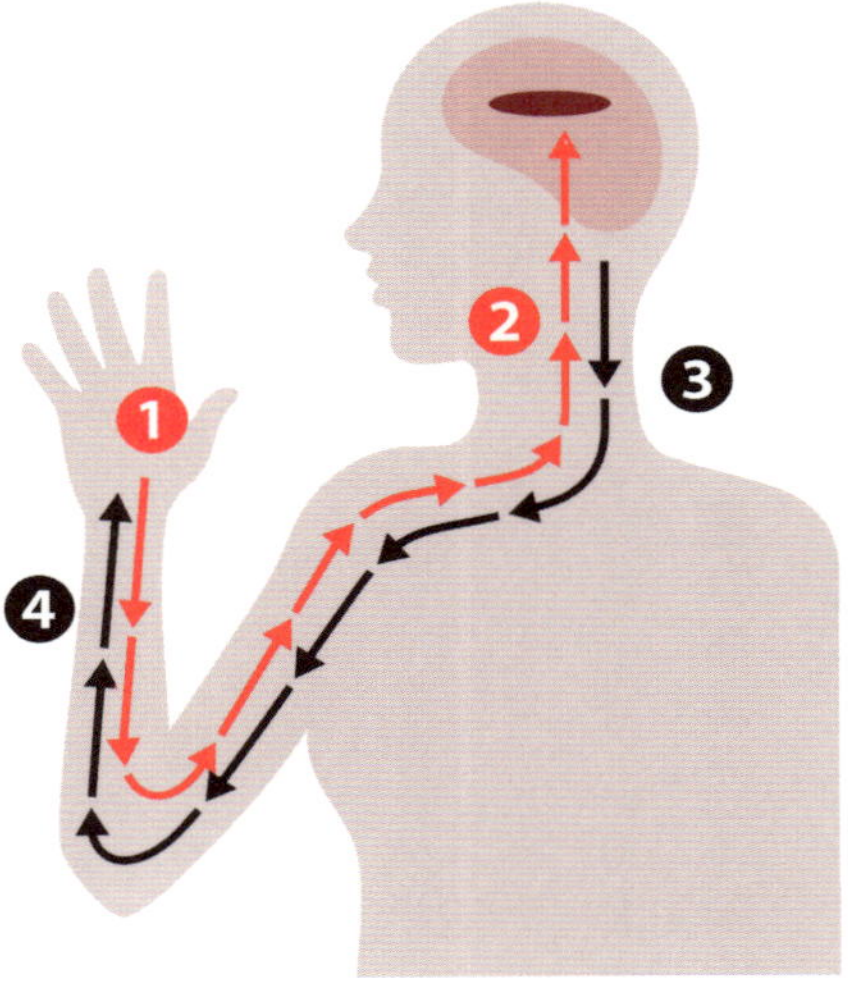

きなかったこと」や「できにくかったこと」が「できる」ようになって、QOL（クオリティ・オブ・ライフ：生活の質）が大きく向上するわけですね。

そもそもわたしたち人間は、日々手指を動かすことによって生活を営んでいるようなもの。**手の指がちゃんと動くか動かないかという問題は、わたしたちの生活の質に非常に大きな差をつける**ことになります。それによって人生に差がつくと言ってもいいでしょう。

だから、ぜひみなさん「10秒神経マッサージ」を行なって、手指を痛みなくスムーズに動かしていくようにしてください。そして、生活の質、人生の質を自分の力で向上させていくようにしましょう。

「10秒神経マッサージ」は「こんな手指の病気」にも有効です

複数の疾患が合併することもある

本書はヘバーデン結節にテーマを絞っていますが、じつは手指に痛みや変形などをもたらす疾患は他にもあります。また、ときにはそうした手指の疾患がヘバーデン結節と合併して現われることもあります。そこで、代表的なものを簡単に紹介しておきましょう。

ここで取り上げるのは、**「ブシャール結節」「ばね指」「手首の腱鞘炎《けんしょうえん》」「母指《ぼし》CM関節症」「手根管《しゅこんかん》症候群」**の5つ。

なお、私のクリニックでは、これらの疾患もヘバーデン結節と同様の手法によって治療を行なっています。そして、その治療では、やはり「10秒神経マッサージ」が、患者さんの痛みを解消させるのに大活躍しています。

ですから、これら5つの指の疾患にお悩みの方も、一度「10秒神経マッサージ」にトライしてみることをおすすめします。ぜひ、あきらめることなく治療を進め、痛みなくスムーズに動く手指を取り戻してください。

ブシャール結節

指の「第2関節」に痛み、こぶ、変形が現われる

へバーデン結節が指の「第1関節」に症状が現われるのに対し、ブシャール結節では、指の「第2関節」に痛み、こぶ、変形などの症状が現われます。

違いは、ほとんど「第1」か「第2」かだけのようなもの。あとは、病気の特徴も、病気の進み方や治し方も、へバーデン結節と一緒です。「ほぼ同じ病気」と見ても差し支えありません。

ブシャール結節とへバーデン結節は、しばしば合併して現われますが、なかには「ブシャール結節だけ」という人もいます。ただ、「第1関節」にしても「第2関節」にしても、治療のためにやるべきことは同じ。ぜひ、セットにして症状を解消させていくようにしましょう。

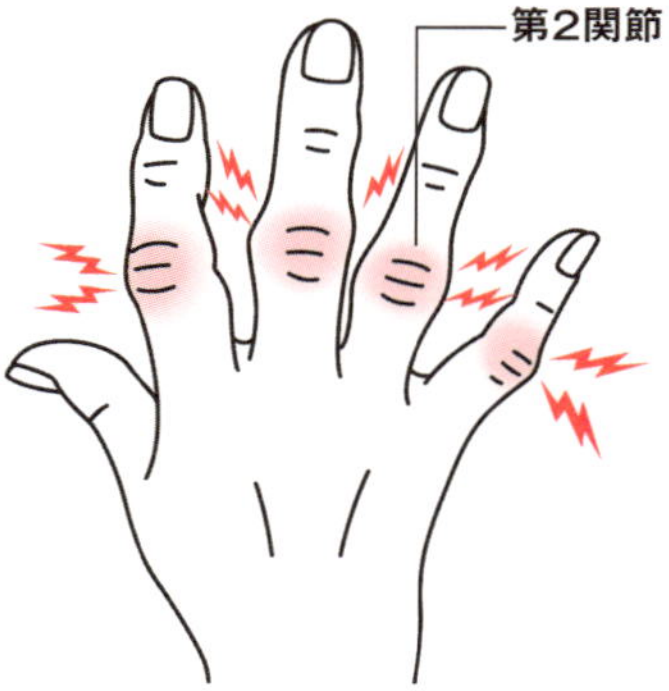

痛み、こぶ、変形、動かしづらさなどの症状が指の第2関節に現われる。へバーデン結節と合併して「第1」と「第2」の両方で症状が進行することも多い。

マッサージのアドバイス

「10秒神経マッサージ」の4つの手順のうち、**手順3**で刺激する場所を「指の第2関節」に替えてください。それで、ブシャール結節用のマッサージとしてバッチリ効果を発揮するはずです。

ばね指

指を動かそうと力を込めると、指がカクンと跳ね上がる

ばね指は、手指の使い過ぎにより腱や腱鞘がこすれ、炎症が起こって指を動かしにくくなる疾患です。動かしにくい指をなんとか動かそうと力を入れると、指がカクンと跳ね上がることから「ばね指」という病名がついています。

ヘバーデン結節と同様に、日頃から仕事や家事で手指を酷使している人は注意が必要です。また、女性のばね指には、女性ホルモンのエストロゲンの減少が影響していて、更年期以降の方に患者さんが多い傾向もあります。

痛みや動かしにくさは、「10秒神経マッサージ」で緩和することができます。ばね指の症状が思い当たる方は、ぜひ習慣づけて行なうようにしてみてください。

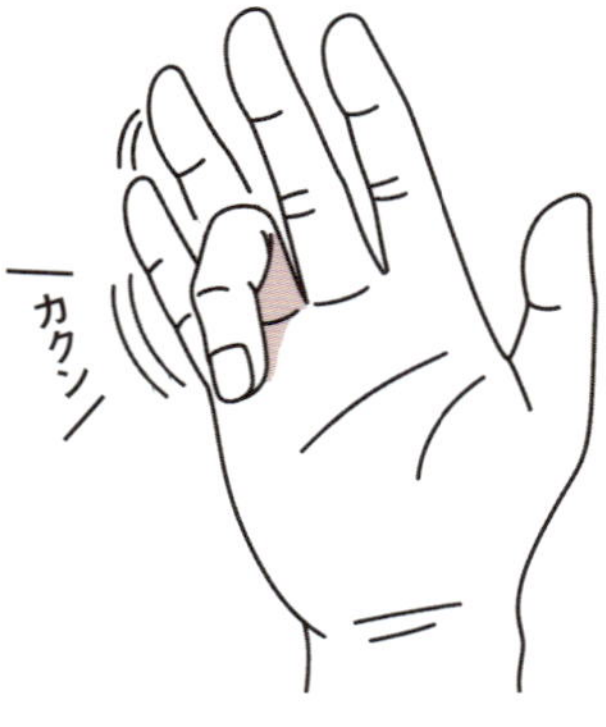

指を動かそうと力を入れると、カクンと指が跳ね上がるのが特徴。この症状はどの指にも起こるが、とくに、中指、薬指に多い傾向がある。

マッサージのアドバイス

「10秒神経マッサージ」の４つの手順のうち、手順1「手首（親指側）」と手順2「人差し指のつけ根」を重点的に行なってください。これらの神経ポイントへの刺激は、ばね指解消にとても有効なのです。

手首の腱鞘炎

親指を動かすたびに痛みが走り、日常生活にも多くの支障が出る

手首の親指側に現われる「手首の腱鞘炎《けんしょうえん》」をドゥケルバン病と呼びます。このタイプの腱鞘炎になると、手首の動きが悪くなり、親指を広げたり動かしたりするたびに痛みを覚えるようになるのです。

ギュッと物をつかんだり、スマホをスクロールしたり、パソコンのキーボードを打ったりと、日常生活のさまざまな部分で支障が現われるようになります。整形外科などを受診すると、親指の負担を軽くするための装具やサポーターが処方されます。早く治すには、こうした治療と併せて、セルフケアとして「10秒神経マッサージ」を行なうようにしていくといいでしょう。

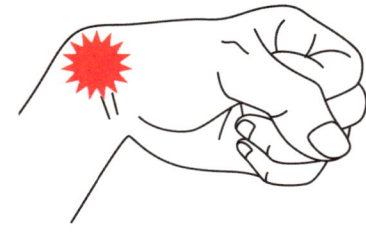

親指を広げたり、手首を動かしたりしようとすると手首の親指側に痛みが走る。パソコン入力で長時間キーボードを打つなど、手を酷使している人に多い。

マッサージのアドバイス

「10秒神経マッサージ」の4つの手順のうち、**手順1**「手首（親指側）」と**手順2**「人差し指のつけ根」を重点的に行ないます。手首の腱鞘炎を早く治すには、これらへの刺激がおすすめです。

母指CM関節症

親指のつけ根に走る痛み……スマホの使い過ぎが原因の人も多い

「母指《ぼし》」は親指、「CM関節」とは親指のつけ根の関節のこと。母指CM関節症は、物を握ったり、何かをつまんだり、親指をひねったりするたびに、親指のつけ根に痛みが走る疾患です。

この疾患は親指の酷使が大きな原因で、最近はスマホの使い過ぎによってなる人が増えています。とくに、スマホを片手で持って親指でスクロールをしながら操作をしている人は要注意。この動きは親指のCM関節にたいへん負担をかけるのです。スマホは必ず両手を使い、人差し指などで操作するようにしましょう。

治療は、サポーターで親指つけ根の負担を軽くしつつ、「10秒神経マッサージ」を併用していくことをおすすめします。

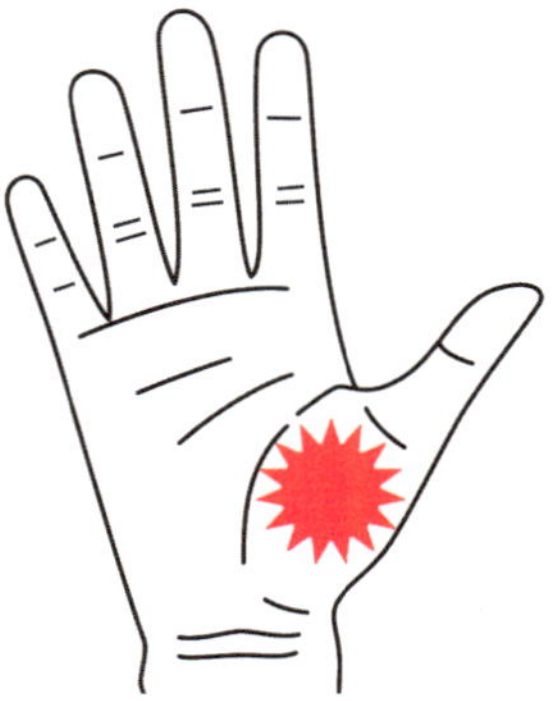

親指の使い過ぎで、親指のつけ根に痛みを感じるようになる。ペットボトルのフタを開けたり、包丁で硬いものを切ったりするなどの動作がつらくなる場合も多い。

マッサージのアドバイス

「10秒神経マッサージ」の4つの手順のうち、とくに**手順2**「人差し指のつけ根」を重点的に行なってください。また、母指CM関節症の症状には、**手順1**「手首（親指側）」の刺激も有効です。

手根管症候群

「手首のトンネル」が炎症を起こし、手指にしびれや痛みが現われる

「手根管《しゅこんかん》」とは、手指の神経が通っている「手首のトンネル状のパイプ」のこと。手根管症候群は、この手首のパイプの腱《けん》や滑膜《かつまく》が炎症を起こし、手指にしびれや痛みが現われる疾患です。

しびれや痛みは、親指から薬指にかけて起こり、小さなものをつまんだり、ボタンをかけたりといった細かい作業に苦労するようになります。また、進行すると親指のつけ根の筋肉がやせてきて、親指と人差し指を丸めて「OKサイン」をつくることができなくなります。

治療には、装具装着、薬物、ステロイド注射、手術などの選択肢がありますが、症状緩和のためにに、まずは「10秒神経マッサージ」を試してみるといいでしょう。

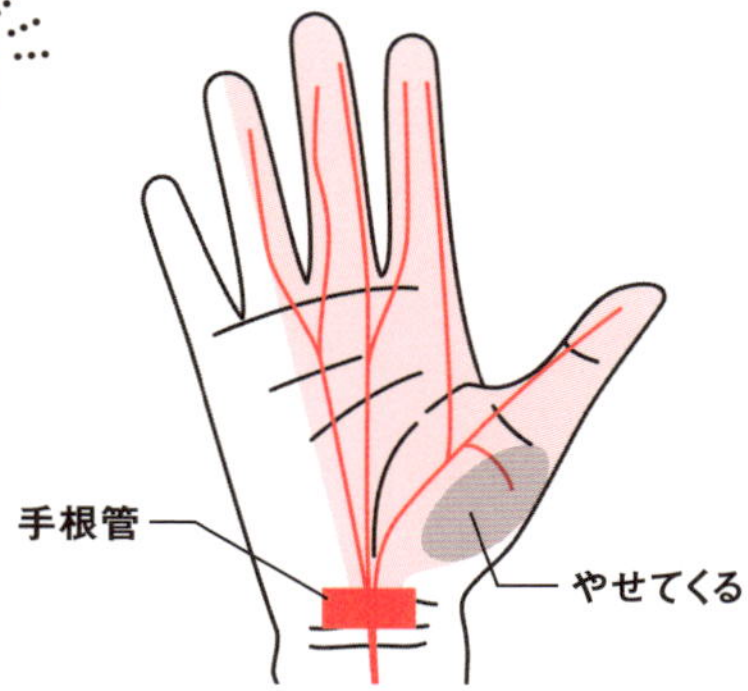

イラストのように、親指から薬指の半分（中指側）、手のひらなどにしびれや痛みが現われる。女性ホルモンの乱れが影響していて、妊娠・出産期や更年期の女性に多い傾向がある。

マッサージのアドバイス

「10秒神経マッサージ」の4つの手順のうち、とくに有効なのは、**手順2**「人差し指のつけ根」への刺激です。また、手根管症候群には、P66で紹介した「乳輪マッサージ」を行なうのもおすすめです。

Column

ヘバーデン結節治療カルテ②

左手の小指に
何かがちょっと触れるだけで
顔をしかめるほどの激痛が走る

E・Hさん（60歳・女性）

「指が痛くてパソコンやスマホが使えない」「とくに左の小指が痛くて、軽く何かに触れただけで痛みが走る」「痛みはなんとか我慢してきたけれど、このまま指の変形が進んでしまうのが悲しい」――主婦のE・Hさんは、問診が始まるなり、こうした日々の症状について堰《せき》を切ったように語り出しました。

一連の症状は1年ほど前からひどくなり、これまでずっと市販の痛み止めを飲んで症状をまぎらわしていたのだそう。しかし、毎日毎日、症状を耐え忍ぶ暮らしに疲れと限界を感じ、迷ったあげく決意して「ヘバーデン結節外来」にやってきたのだといいます。

私はE・Hさんに「10秒神経マッサージ」のやり方を指導し、神経ブロック注射を行なって、「1週間後、また来てください」と言いました。その1週間後、セルフケアでやってもらったマッサージが効いたようで、E・Hさんの痛みレベルは前回の半分ほどに減っていました。「こんなによくなるなら、もっと早く来ればよかった……なんか、これまでの我慢の生活がウソみたいです」と、いまはゆったりと落ち着いて、穏やかな笑みを浮かべています。

LESSON 3

ヘバーデン結節の改善効果をグンと高める生活習慣ケア

ヘバーデン結節の予防&改善効果は日常の手指ケアで大きな差がつく

「5つのケア」を守るのが基本

ヘバーデン結節の悩みを解消させるには、とにかく「10秒神経マッサージ」を身につけて、日々実践していくのがいちばんの早道です。

ただ、そのマッサージの改善効果をより引き上げたり、悩みの症状をより効率よく軽減したりするために、「なるべく日々の生活で実践したほうがいいですよ」という習慣もいくつかあります。

そうした「生活習慣ケア」は、次の5つに大別されます。

1．首や肩のケア

手指の神経は首から出ています。手指の健康維持には、首・肩のコンディションをすこやかに保つことが絶対に欠かせないのです。

2．手指を温めるケア

症状の悪化を防ぎ、効率よく解消していくには、常日頃から手指の冷えを防ぎ、手指を温めていく習慣が大切になります。

3．手指のスキンケア

ハンドクリームなどで手指をやさしく

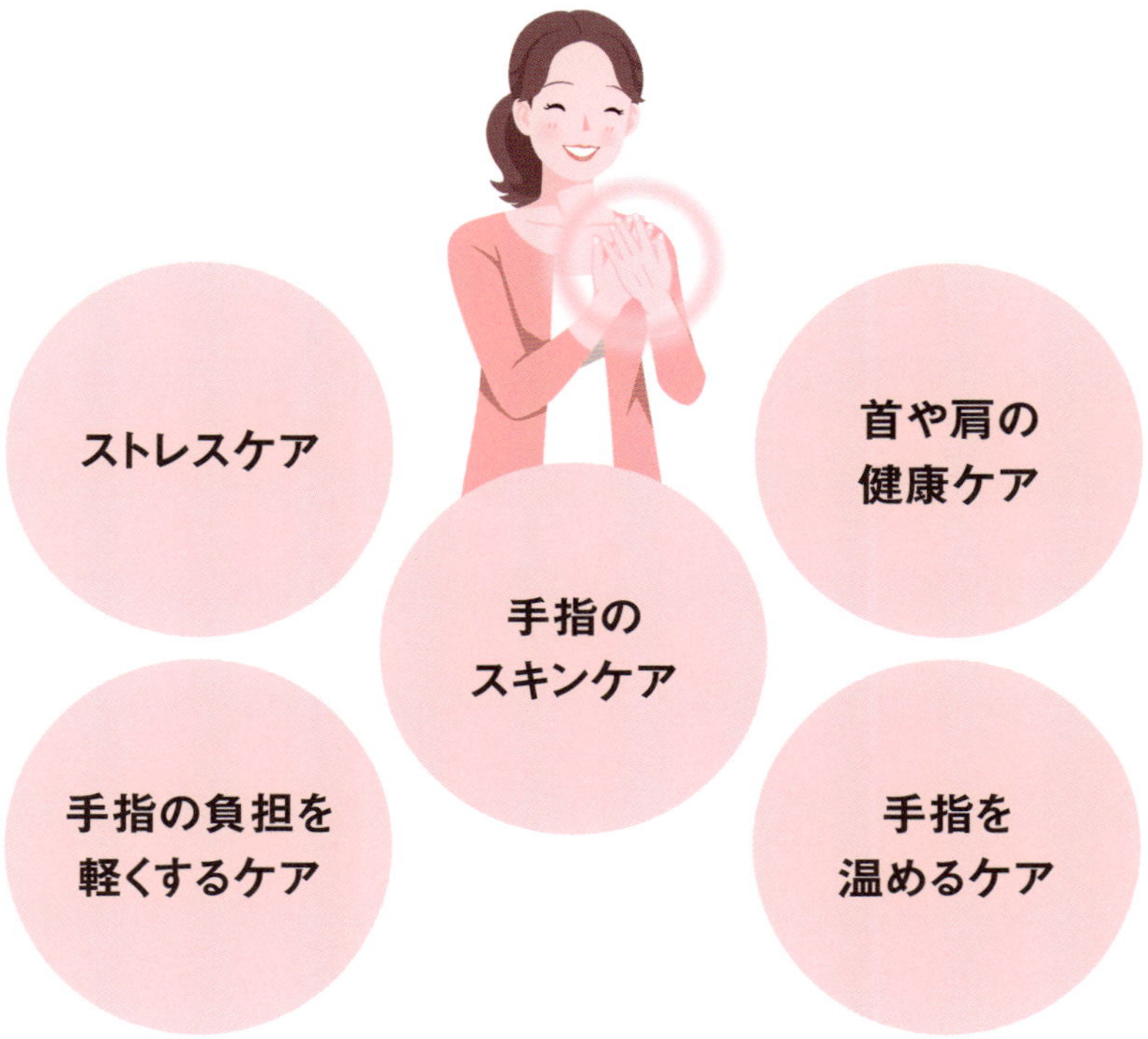
ストレスケア
首や肩の健康ケア
手指のスキンケア
手指の負担を軽くするケア
手指を温めるケア

スキンケアしていく姿勢も、症状を落ち着かせていくためにとても重要です。

4．ストレスケア

精神的・肉体的ストレスはあらゆる病気を悪化させます。ヘバーデン結節も例外ではありません。日々ストレスをためすぎないように気をつけましょう。

5．手指の負担を軽くするケア

家事や仕事などにおける手指の負担を軽減していく姿勢も大切です。ちょっとした工夫で、手指の負担が驚くほどラクになる場合も少なくありません。

このLESSON3では、こうした生活習慣ケアの中でも、とくにヘバーデン結節の悩み解消に役立つハウツーを紹介していきましょう。

「10秒神経マッサージ」と一緒にやろう

「肩ほぐし体操」で首・肩のこりを撃退

首・肩はじめ上体の血行がよくなる

手指と首・肩は神経でつながった「運命共同体」のようなもの。手指の健康を保っていくには、日頃から首や肩を調子よく保っていくことが欠かせません。

では、そのためにどんなことを習慣づけていけばいいのか。ここでは**「肩ほぐし体操」**をご紹介しましょう。

これは、左のイラストのように両手のこぶしを胸の前で水平に構え、そのままひじと肩をグーッと後ろへ引いて5秒間キープし、その後、両手の指をピーンとしっかり開きながら、腕を前方へバーンと勢いよく突き出すという体操。両腕を後ろに引くときには鼻から息を吸い、一気に両腕を前へ突き出すときは口から息を吐き出していきます。

これを行なうと、首・肩だけでなく、**背中、腕、手指の血行が全体的によくなって、筋肉のこりやハリを効率よく解消させていくことができます**。ぜひみなさん習慣にして、首・肩のコンディションを良好に保っていくようにしてください。

「肩ほぐし体操」のやり方

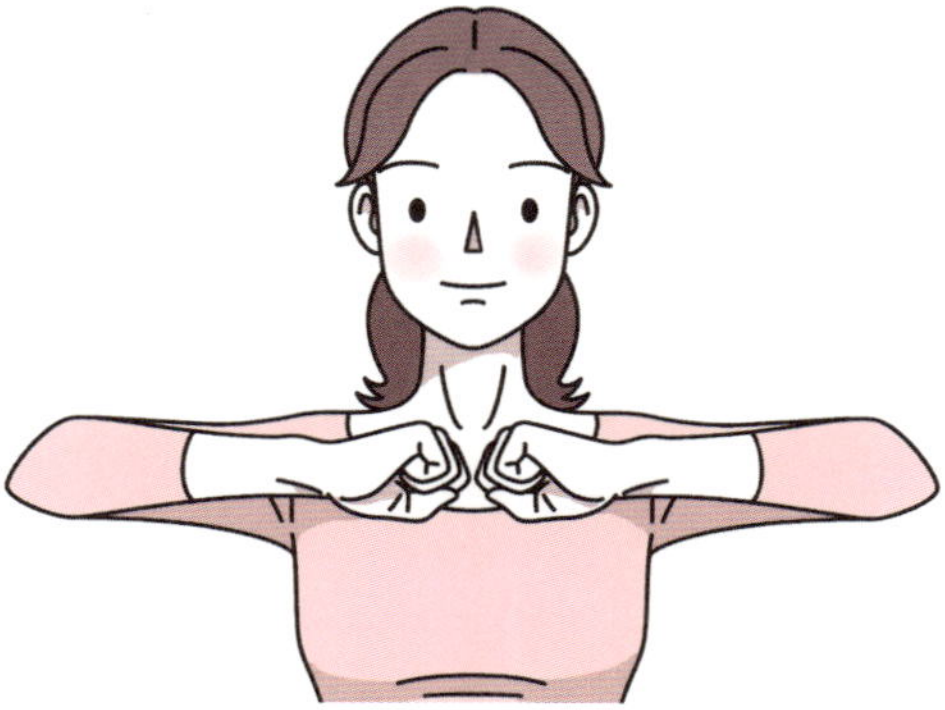

1

両腕をひじの高さに上げ、両手のこぶしを握って胸の前で水平に構える。

2

鼻からゆっくり息を吸いながら、ひじと肩を後ろへ引いていく。このとき、左右の肩甲骨を中央へ引き寄せるような感覚で引いていくといい。できるだけ、後ろへ引いたところで5秒間キープ。

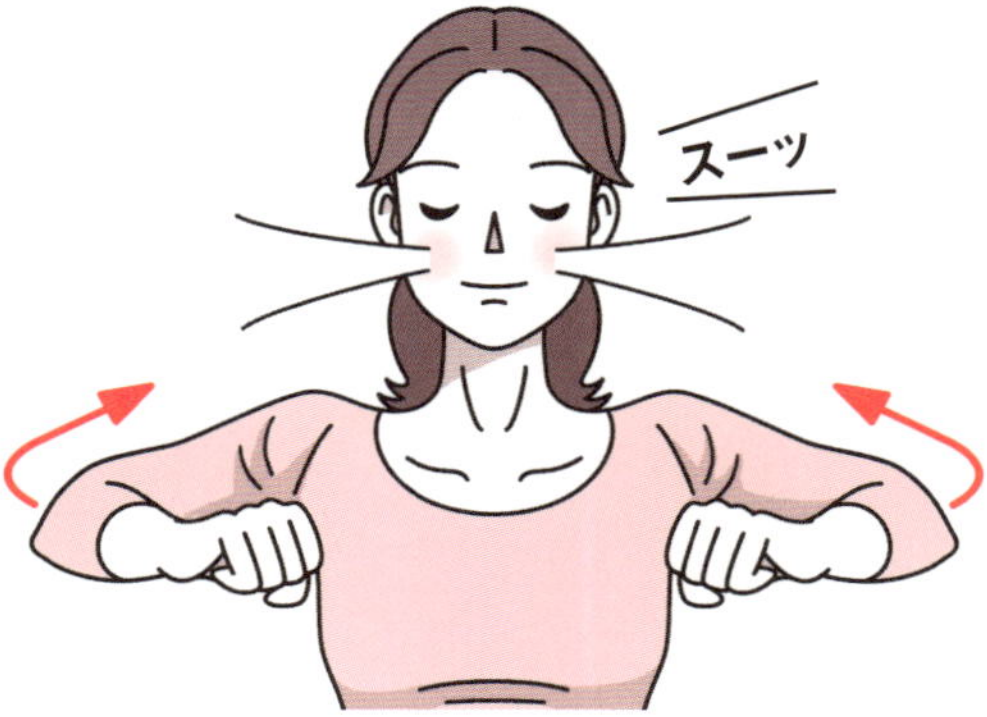

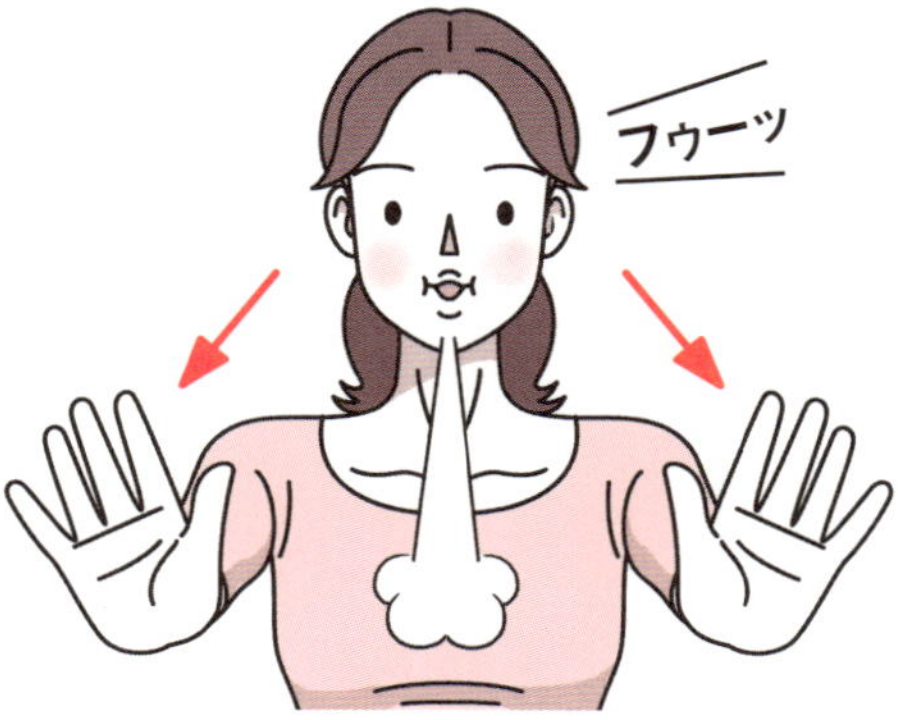

3

口から息を吐きながら、両手を勢いよく前方へ突き出す。このとき、手は「パー」の状態に開き、10本の指先を全部ピーンと反らせる。両手を突き出した状態を5秒間キープしたら、一気に脱力してリラックス。①〜③を3回繰り返して行なう。

「10秒神経マッサージ」と一緒にやろう

「こめかみマッサージ」で片頭痛を撃退

「頭の神経ポイント」を刺激

じつは、**ヘバーデン結節に悩んでいる方々には、片頭痛持ちが少なくありません。**「ヘバーデン結節外来」にいらっしゃる患者さんにも片頭痛を抱えている方がたいへん目立ちます。

そこで片頭痛症状をやわらげるマッサージをご紹介しておきましょう。左のイラストのように、痛いほうのこめかみの後ろ側、耳の先から3㎝上のポイントを指で刺激していくのです。

ここは「耳介側頭神経《じかいそくとう》」と呼ばれる神経が通っているポイント。ここをマッサージすると頭の表層を走る神経の緊張がやわらいで症状を緩和させることができるのです。

マッサージの際は、人差し指、中指、薬指の3本の爪を立てて、左右方向へ水平に数センチ動かしながら刺激するようにしてください。これを行なえば、片頭痛のときだけでなく、頭が重いと感じるときや、頭が疲れたと感じるときも、簡単にリフレッシュできるはずです。

「こめかみマッサージ」のやり方

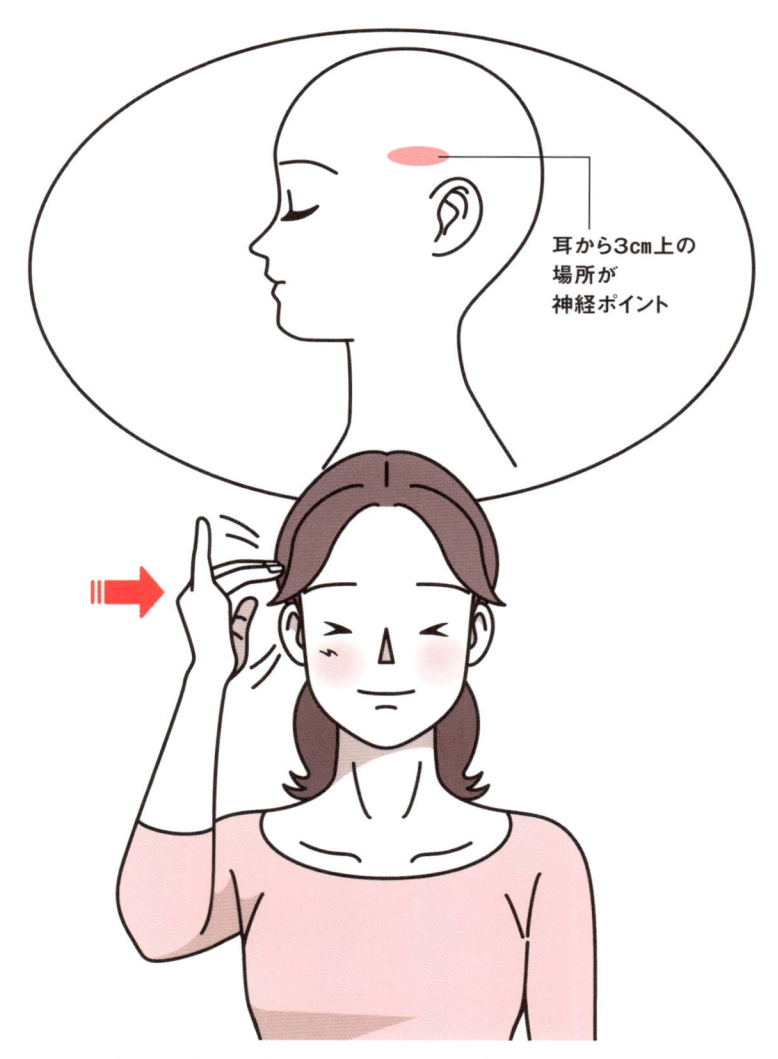

痛みを感じる側の「耳から3cm上の部分」を人差し指、中指、薬指の爪を立てて、水平方向に数センチ動かしながら刺激する（缶切りで頭皮を小刻みに開けるようなイメージで）。

「10秒神経マッサージ」と一緒にやろう

「10秒呼吸」で自律神経の緊張をやわらげる

緊張とストレスは症状悪化の元凶

ヘバーデン結節の症状がよくなるか悪くなるかには、体の緊張や精神的ストレスが大きな影響をもたらしています。

緊張やストレスを感じると、自律神経が「緊張モード」の交感神経優位になり、血管が収縮して血流が悪化します。すると手指の血行も悪くなり、痛みをより感じやすくなってしまうのです。

こうした**自律神経の緊張をやわらげるのにうってつけなのが「10秒呼吸」**。まず、目を閉じて鼻から大きく息を吸います。このとき、一気に全力で吸い込んで肺に空気をためてください。次に、口をすぼめ、息を細く長く吐いていき、10秒ほどかけて空気をすべて吐ききってください。これを3回繰り返します。

「10秒呼吸」を行なうと、自律神経が「リラックスモード」の副交感神経優位になり、全身の筋肉の緊張をゆるませて血行を促すことができるのです。ストレスによる症状悪化を防ぐためにも、事あるごとに行なってみてください。

「10秒呼吸」のやり方

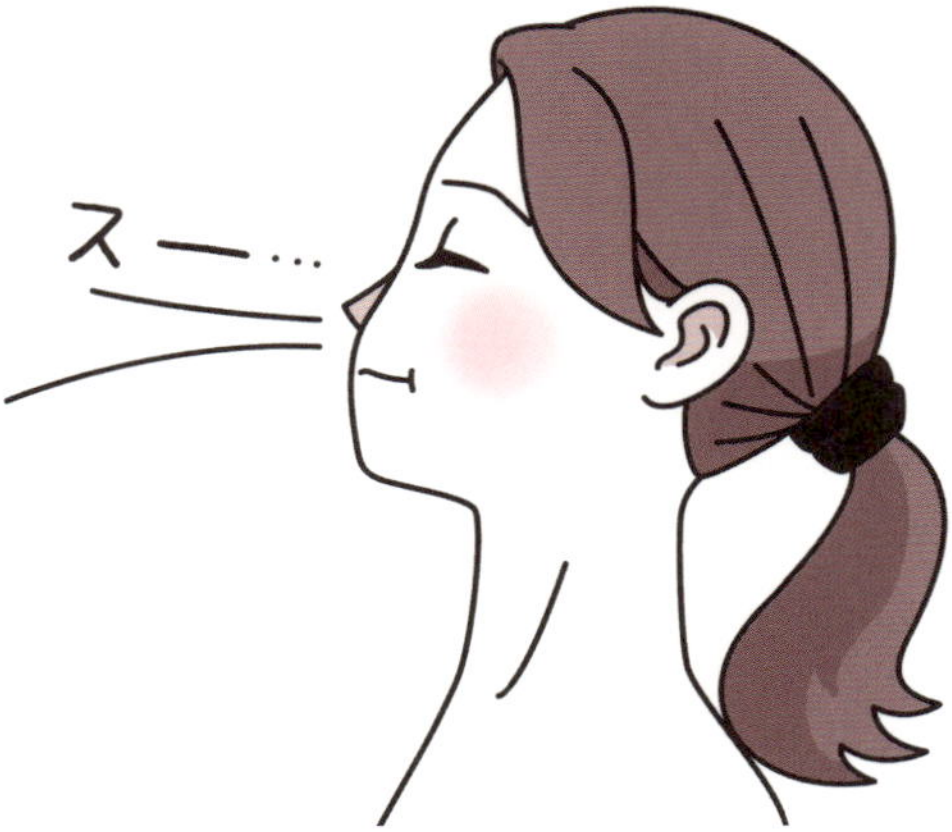

❶

目を閉じて、「プールで水にもぐる前に思い切り空気をため込むようなイメージ」で鼻から一気に息を吸い込む。これ以上吸えないというくらいまで、全力で吸い込むのがコツ。

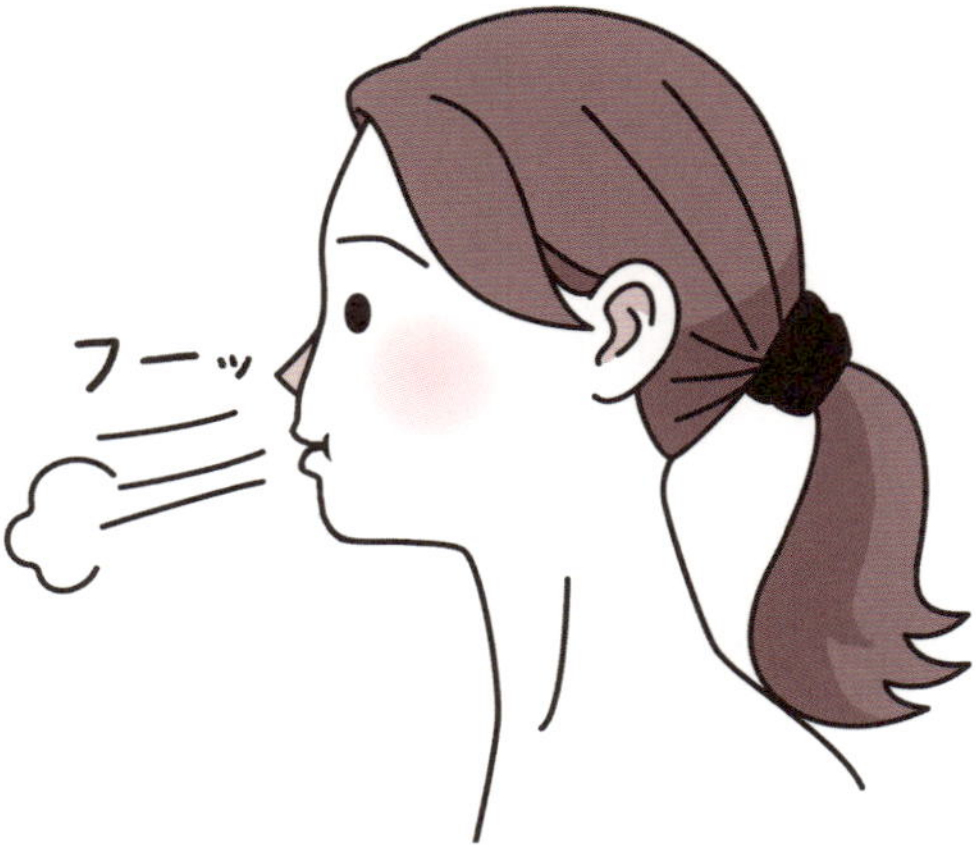

❷

口をすぼめ、たっぷり時間をかけて細く長く口から息を吐いていく。最低でも10秒はかけて、取り込んだ空気を最後まで全部吐き切る。これを3回繰り返す。

「10秒呼吸」は、脳をクールダウンさせたいときにもおすすめ。鼻の奥には脳の深い部分にある静脈のかたまりがあり、そこへ外界の冷たい空気が大量に送り込まれると、静脈が冷やされて脳がクールダウンすることになる。

ストールや手袋で冷えを防ぎ、首・手首・指の股を温めよう

「指先が出る手袋」でも大丈夫

経験的にご存じの方が多いと思いますが、「冷え」は痛みを悪化させます。もちろんヘバーデン結節も例外ではなく、日頃から手指の冷えを防ぎ、温める習慣をつけることが大切となります。

ヘバーデン結節で、**とくに温めに気遣ってほしいポイントは「首」「手首」「指の股」の3か所**です。

まず、首が冷えると、腕や手へ向かう血管が収縮して血行が滞り、自動的に手指の症状が悪化します。だから、首を冷やすのは厳禁。ストールなどを巻き、首を露出しないファッションを心がけてください。冬はもちろん、夏もエアコンの冷房風対策を怠らないようにしましょう。

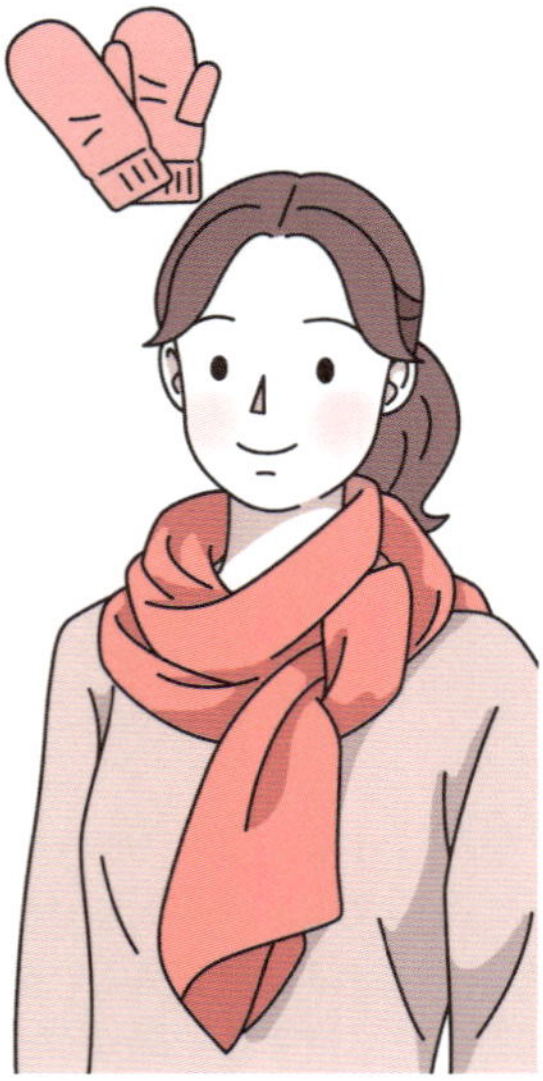

それと、症状悪化を防ぐには、手首を

温めることもたいへん重要です。手首は、指へ向かう血管や神経が束になって集中している部分。冷える時期は必ず手袋などでガードしてください。ただし、きついサポーターは手首を締めて逆に指先の血行を悪くしてしまうのでNGです。

さらに、5本の指の「指の股」も大切な温めポイント。手首や指の股がしっかり保温されていれば、指先へちゃんと温かい血液が流れていきます。ですから、指の股がガードされていれば、手袋はミトンタイプでも指が分かれているタイプでもOK。最近はスマホを使いやすくするためにそれぞれの指先が切れたものが流行っているようですが、そのタイプでも差し支えありません。

カイロを貼るなら、背中の肩甲骨中央へ

ヘバーデン結節の人が**携帯用カイロを貼るなら、背中の肩甲骨中央に貼るのがおすすめ**。ここは心臓を出た大動脈が背中に向かって走っているポイント。カイロを貼ると全身がポカポカ温まるのです。なお、ここより上の首、肩にカイロを貼るのは、のぼせる危険があるのでNGです。

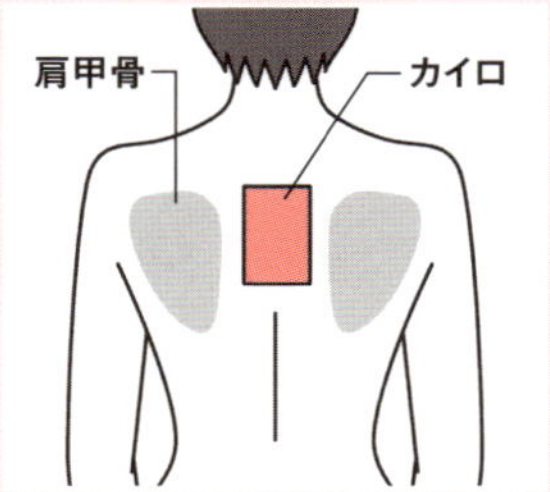

全身を温めたいなら、背中の肩甲骨中央に携帯用カイロを貼るといい。手指の冷えや手指の症状がつらいときにもおすすめ。

手指がこわばる人には「朝ひじ湯」がおすすめ！

バケツのお湯にひじまで浸ける

へバーデン結節の方にぜひ試していただきたい温め習慣が「ひじ湯」です。39〜40度くらいのお湯に手と腕を浸し、5〜15分ゆっくりと温めるのです。

とくに、へバーデン結節の場合、朝に手指がこわばって症状が悪化しやすい傾向があるので、朝にひじ湯を行なうことをおすすめします。言うなれば、「朝ひじ湯」ですね。**手指が温まって血行がよくなれば、こわばりや痛みもやわらぎ、かなり手指を動かしやすくなる**はずです。

ただ、実践する場合、ふたつ注意点があります。まず、洗面器ではなく、深めのバケツにたっぷりのお湯を入れてひじまで浸けて温めること。浅い洗面器だと、すぐに冷えて湯温が下がってしまい、ろくに温まらないからです。

それと、水滴蒸散《すいてきじょうさん》による冷えを防ぐため、ひじ湯を終えたらよくタオルで拭いて乾かしてください。また、〝湯上がり〟にハンドクリームを塗って、保湿ケアもしっかり行なうようにしましょう。

「朝ひじ湯」のやり方

テーブルに深めのバケツを置き、たっぷりとお湯を注ぐ。適宜水を足して湯の温度を39〜40度くらいに調整し、両腕をひじまで浸けてリラックス。5〜15分したら手を湯から出し、水滴をよく拭いて乾かす。朝に行なう場合、NHKの朝ドラなど、テレビを観ながら行なってもいい。

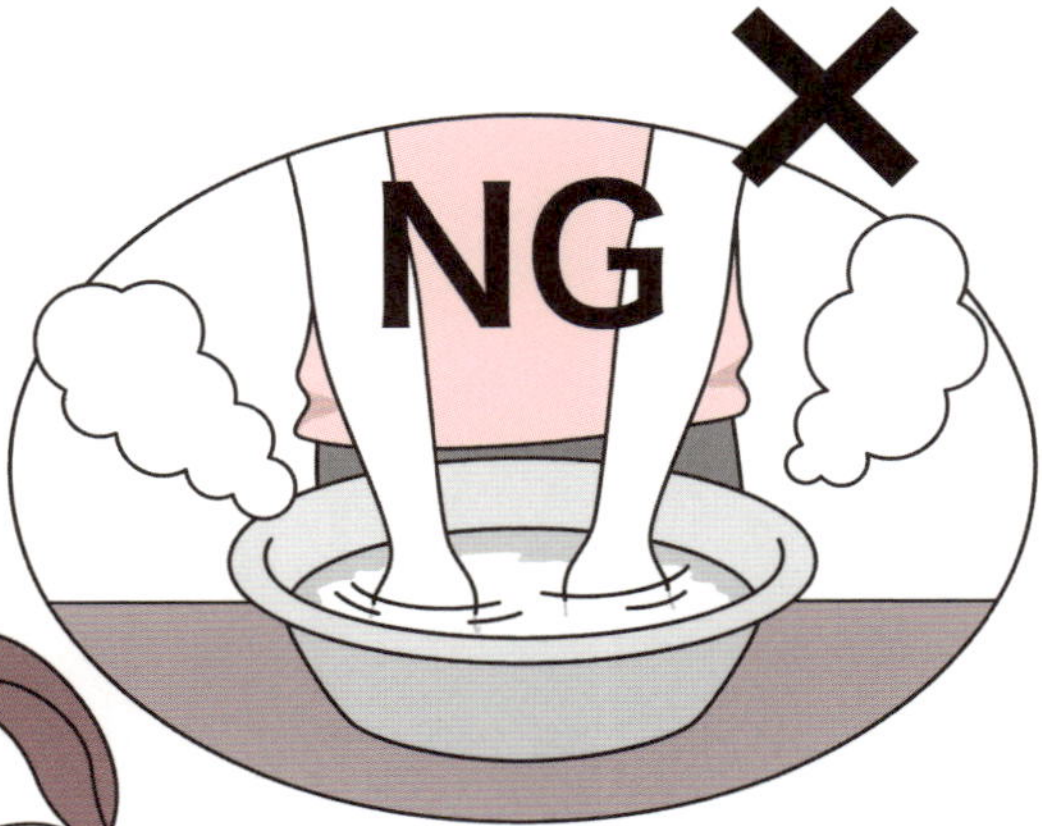

洗面器を使ってはダメ。底が浅い洗面器だとお湯がすぐに冷めてしまい、温め効果がほとんど期待できない。

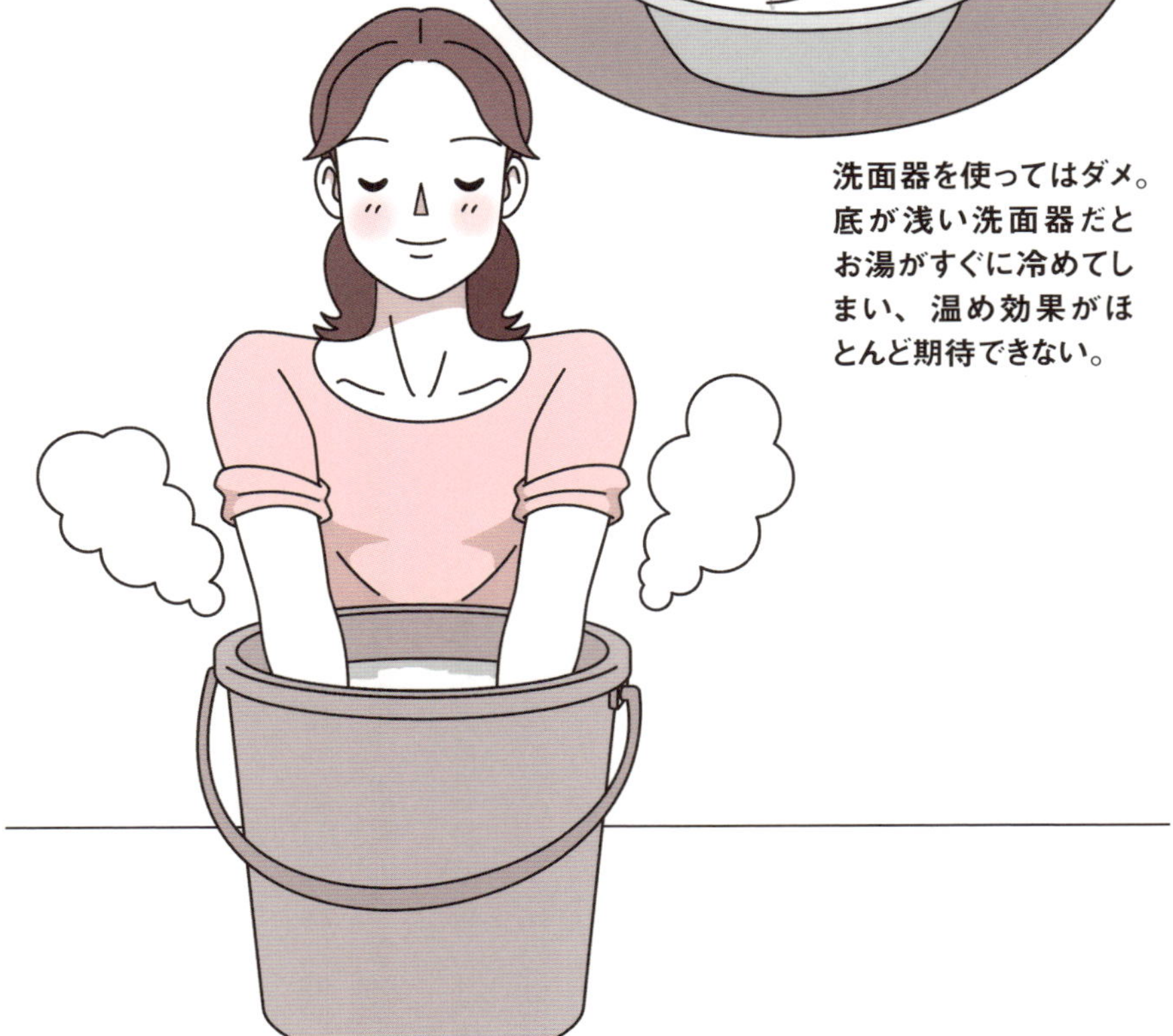

「手の冷温浴」をすれば、指の血管が鍛えられて自律神経の働きもアップ！

手指がポカポカと温まる

前の項で紹介した「ひじ湯」を、さらにバージョンアップして行なう方法もあります。それが「手の冷温浴」です。

この場合は手を浸すバケツをふたつ用意します。そして、片方には39〜40度くらいのお湯を汲み、もう片方には20度くらいの冷水を汲んで、交互に手を浸していくのです。これを2往復か3往復すれば、手指だけでなく上体がポカポカと温まってくるはずです。

この冷温浴を行なうと、お湯に浸したときには手指の血管が拡張し、冷水に浸したときには手指の血管が収縮します。この広がったり縮んだりが手指の血管を鍛錬して、血行をグッとよくするのです。

また、これにより自律神経の働きもアップして、痛みをラクにしたり手指の動きをよくしたりすることにもつながっていきます。たとえば、ウィークデイは普通のひじ湯にしておいて、週末は冷温浴にトライするなど、うまく生活に取り入れて行なうようにしてはいかがでしょう。

「手の冷温浴」のやり方

片方のバケツに39〜40度のお湯、もう片方のバケツに冷水を汲み、交互に手を浸していく。まず、お湯バケツに30秒浸し、次に水バケツに5秒浸す。2〜3往復が目安。これだけで手や指がポカポカと温まり、痛みやこわばり、動かしにくさなどの症状を軽減させることができる。終了後はしっかり水滴を拭き取って乾かすことを忘れずに。

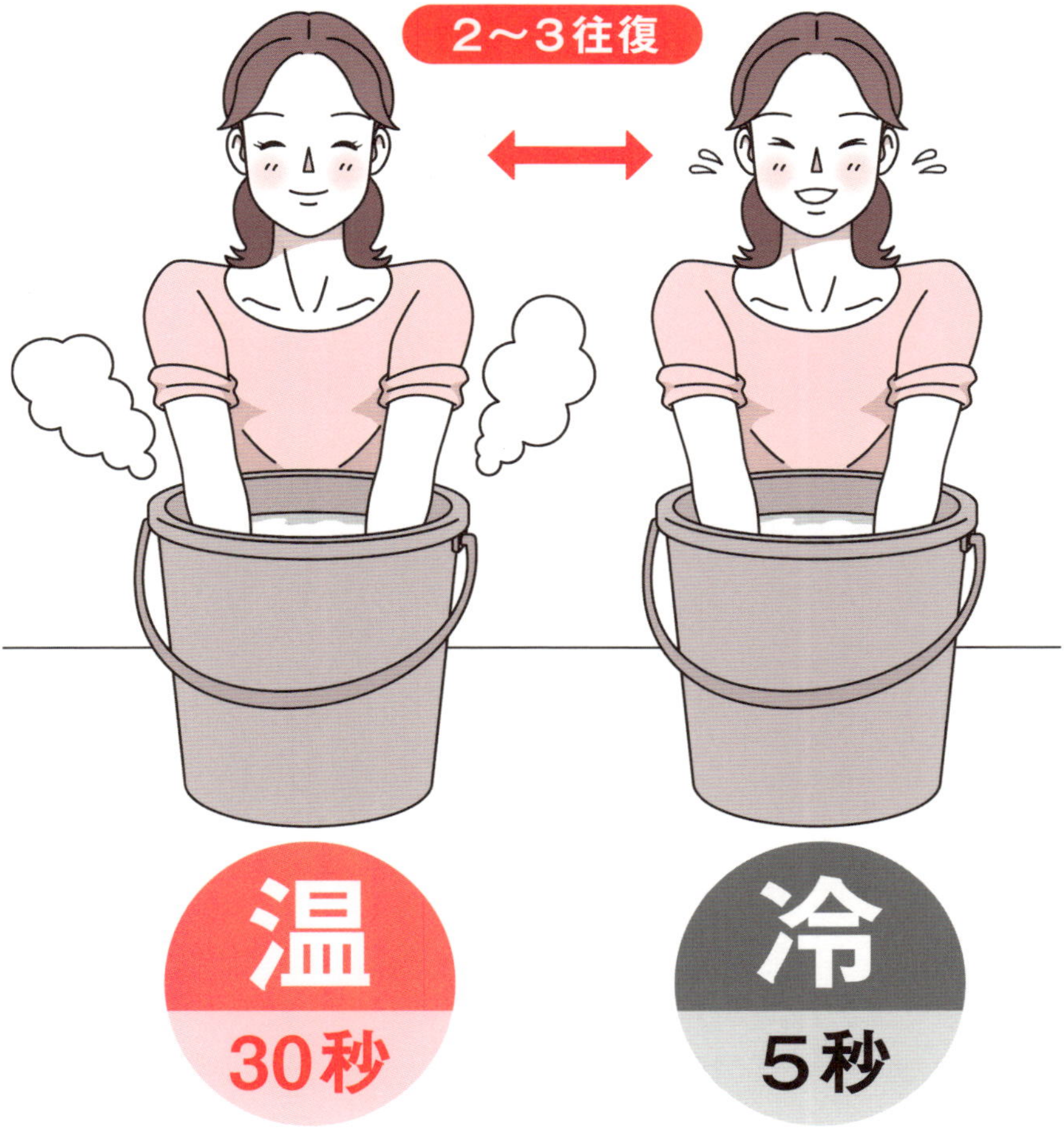

無洗米、カット野菜、食洗機……手指に負担をかけない家事のひと工夫

もう引け目を感じなくてもいい

ヘバーデン結節では、手指を思うように動かすことができず、家事や生活のさまざまな面で支障をきたすことが少なくありません。

たとえば、包丁を使ったり食器を洗ったりといった「通常ならできて当たり前の作業」にもいちいち痛みを感じるようになります。すると、**「できて当然のことができない自分」に対して引け目や苛立ちを感じ、ストレスや精神的苦痛をつのらせてどんどん自分自身を追い詰めていってしまう**――そういう患者さんが多いのです。

しかし、ものは考えよう。こうした家事などの手作業は、ちょっと工夫をするだけで手間ひまを大きく減らせる場合が少なくありません。そうすれば、手指にかかる負担だけでなく、精神的な負担も軽くすることができ、家事や生活にラクに取り組めるようになるはず。ここでは、そうした「家事や生活をラクにするひと工夫」をご紹介することにしましょう。

冷たい水で米を研ぐのがつらい

＼解決／

「泡立て器」を使って研ぐのもアリ

いちばんのおすすめは、「無洗米《むせんまい》」を使うことです。そうすれば米を研《と》ぐ作業そのものを省けます。ただ、それができない場合は、「泡立て器」を使ってシャカシャカかき混ぜて米を研ぐのもアリ。指を水に浸けずに済めば、手指にも負担がかからず、作業がかなりラクになります。

包丁で野菜を切るのがつらい

＼解決／

カット野菜や冷凍野菜を活用しよう

スーパーで売っているカット野菜を使えば、「包丁で切る」という作業をカットできます。いまはいろんな種類があるのでぜひ活用しましょう。また、冷凍ブロッコリーや冷凍ほうれん草などの冷凍野菜も、あらかじめ使いやすいサイズに切ってあるものが多く、とても便利です。

包丁を使うのがつらい

解決

「包丁」を「ピーラー」に切り替える

高齢者は何でも使い慣れた包丁で始末しようとしがちですが、手指が痛い場合、ピーラーのほうがずっと負担が軽くなります。リンゴなどの皮を剥《む》くときはもちろん、ゴボウをささがきにしたり、ニンジンや大根などの皮を剥いたりするときにも、なるべくピーラーを使いましょう。

カボチャを切るのがつらい

解決

電子レンジでチンしてから切る

カボチャは普通の人でも切るのがたいへん。手指が痛いなら、カボチャなどの硬い野菜は極力メニューから外すべきです。どうしても料理する場合は、あらかじめ4分の1にカットしてあるものを買い、それをレンジでチンして少しやわらかくしたうえで切るようにしましょう。

毎日の食器洗いがつらい

解決

食洗機で毎日の作業から解放される

いちばんのおすすめは自動食洗機の導入です。多少費用がかさんでも、手指を使う食器洗いから解放されるなら、十分検討の価値ありだと思います。それが叶わない場合は、洗い桶にお湯を張って食器を浸けておき、汚れを落ちやすくしたうえで食器洗いをするといいでしょう。

フライパンで「あおる動作」がつらい

解決

「へら」や「しゃもじ」を活用する

重いフライパンをあおると、手指に大きな負担がかかります。炒め物をする場合は、木製やシリコン製のへらやしゃもじを使って炒めることをおすすめします。また、メニューを決める際、炒め物よりも、煮物や蒸し料理、オーブン料理を選択すると、だいぶ調理がラクになります。

掃除機が重くてつらい

解決

「コロコロ」を使ってラクちん掃除

ローラー式の粘着クリーナー、いわゆる「コロコロ」は、軽くて使いやすく、目についたゴミをパパッと掃除できるのでとても便利。また、よくテレビCMで見る軽量型のコードレス掃除機や円盤型をしたお掃除ロボットを導入して、作業負担を軽くしていくのもいいと思います。

洗濯物を干すときがつらい

解決

低い場所でとめてから竿に干す

足元に洗濯カゴを置いて、一枚一枚腕を上げ下げして竿やハンガーに干す作業は、首や手指に大きな負担をかけます。この負担を避けるには、まずハンガーを戸棚やドアノブなどの低めの場所にかけ、そこで洗濯物をとめてしまい、全部とめてから竿にかけるようにするといいでしょう。

買物袋を持つのがつらい

解決

遠慮せずに無料宅配サービスを使う

最近は一定金額の買い物をすると、無料で自宅まで配送してくれるスーパーも多くなってきました。そうしたサービスを遠慮なく利用するといいでしょう。また、インターネットに明るい方は、ネットスーパーを使えば、購入品を持ち帰るというつらい作業から解放されることになります。

ペットボトルのフタを開けられない

解決

「開栓便利グッズ」を活用しよう

子どもやお年寄りなど、握力があまりない人のためにつくられた「ペットボトル開栓《かいせん》グッズ」が市販されています。これは、へバーデン結節の人には非常に役立つスグレモノ。最近は100円ショップなどでも売られているので、購入のうえ、日々活用していきましょう。

手指に負担をかけないスマートフォンの使い方

大きいスマホは女性には扱いづらい

みなさんはいつもスマートフォンをどのように操作しているでしょう。

A　片方の手で持って、もう片方の手の指で操作する

B　片側の手で持って、その手の親指で操作する

これらのうち、Bの人は要注意。この操作法だと、関節構造に向かない動きを指に強いることになり、手指に大きな負担がかかるのです。また、たとえAの操作法をしていても、トイレや食事中、寝る前など、片時もスマホを手放さないような極端な使い方をしていれば、やはり手指を痛める危険性が高まります。

最近のスマホは画面が広がって大型化している傾向があり、**女性の小ぶりな手には扱いにくく、手指にかかる負担も大きくなってきています**。

ヘバーデン結節は手指を日常的に酷使する人に多い疾患です。スマホの使い過ぎによって発症したりすることのないよう、みなさん十分に気をつけてください。

スマホの使い方で手指への負担は大きく変わる

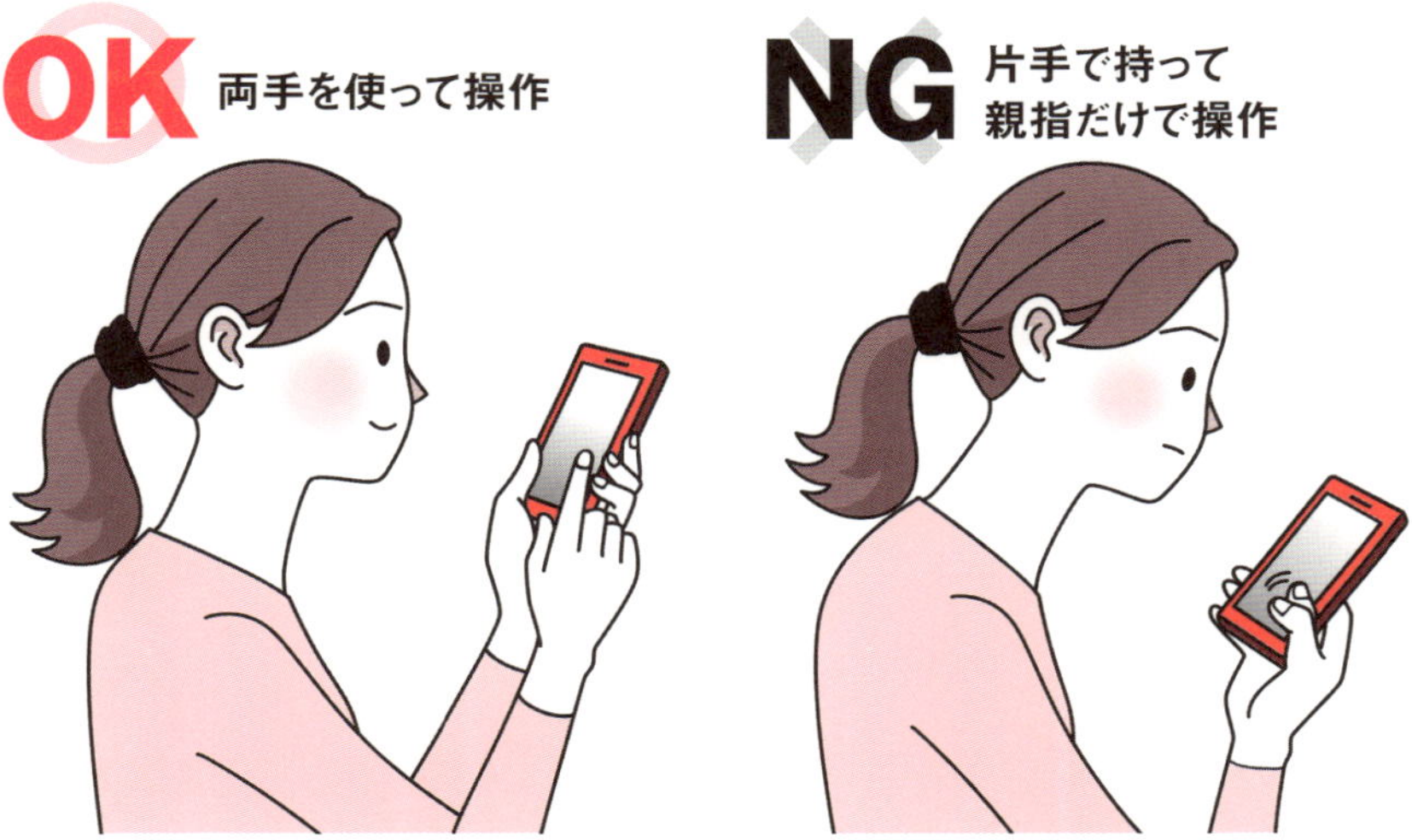
OK
両手を使って操作
NG
片手で持って
親指だけで操作

うつむき姿勢での操作は首にかかる負担が大きくなる。
なるべくスマホを上げ、目線の位置で操作を。

パソコンの使い方にも気をつけよう

ヘバーデン結節の患者さんには、毎日仕事で長時間パソコンを打っていて、手指の酷使によって発症したと見られる人も少なくありません。

パソコンをよく使用する方は、**キータッチがやわらかいタイプのキーボードで軽めのタイピングを心がける**ようにしてください。また、適宜休憩を入れて手指をリラックスさせることも大切。「キーボードを叩く音が大きくなってきたと感じたら休憩する」と決めておくのもおすすめです。

ヘバーデン結節の人が積極的に摂るべき食べ物は？

大豆イソフラボンを1日1回は摂る

先にも述べましたが、ヘバーデン結節は女性ホルモン・エストロゲンの影響が大きい疾患です。更年期以降、エストロゲン分泌が減少してくると、手指の血管が収縮して血流が悪くなってきたり、手指の骨や腱がかたまって関節の動きが悪くなってきたりするのです。

また、もともとエストロゲンには自分でつくる「天然の痛み止め」のような働きがあり、これが減少してくると、だんだん痛みを感じやすくなる傾向があります。このため、閉経してエストロゲンが減少すると、ヘバーデン結節の患者さんは、より指先の痛みをキャッチしやすくなってしまうわけです。

ですから、ヘバーデン結節の人は、日々の生活でなるべく女性ホルモンの働きをアップさせたいところ。そこで、**食事で積極的に摂っていただきたいのが大豆イソフラボン**です。

よく知られるように、大豆イソフラボンは、納豆、豆腐、豆乳、おから、油揚

大豆イソフラボンの1日の摂取量目安

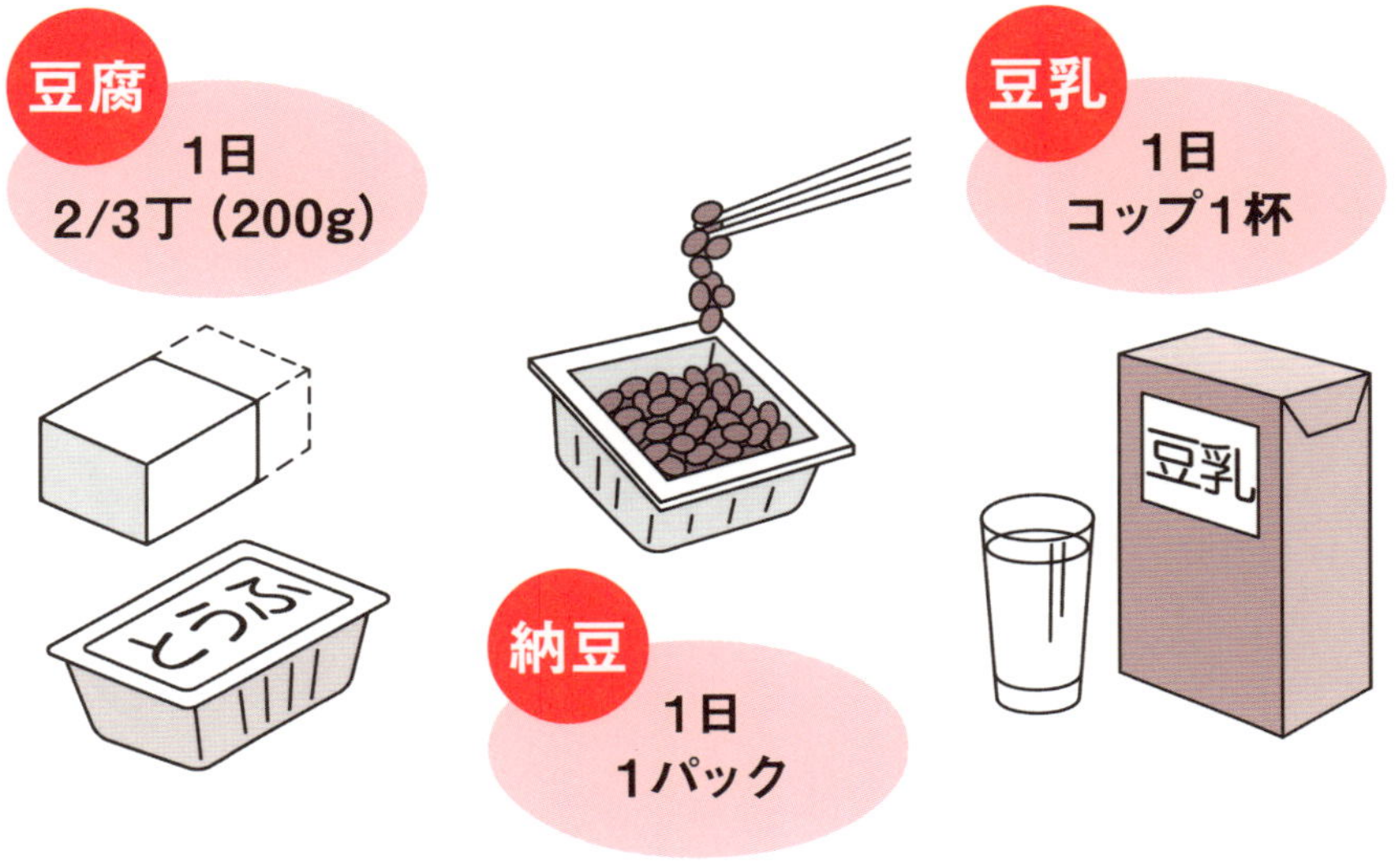

げなどの大豆食品に含まれる成分。エストロゲンと似た働きをして、さまざまな不調を軽減してくれます。

1日の摂取量の目安は、豆腐なら3分の2丁、納豆なら1パック、豆乳ならコップ1杯です。ただ、**大豆イソフラボンは、摂取後たった1日で体外に排出されてしまうので、ちゃんと効果を上げたいなら、毎日欠かさず摂るようにしなくてはなりません。**

できれば、1日3食のどこかに大豆製品メニューを入れて、継続摂取していくように心がけたいもの。「豆腐」「納豆」「豆乳」をローテーションにして朝食メニューを回していくなど、工夫して摂っていくといいかもしれませんね。

ハンドクリームは究極の「指リラクゼーション」

嗅覚も触覚も同時に癒される

ヘバーデン結節の人には、毎日ハンドクリームを塗る習慣が欠かせません。別に高級なものでなくとも、「いつものお気に入りのクリーム」で十分。そのクリームを、ゆっくりやさしく、手のすみずみにまで塗り込んでいくのです。

ハンドクリームには、保湿成分をはじめさまざまな有効成分が配合されています。それらの成分には痛みをやわらげる効果も期待できるでしょう。ただ、効果

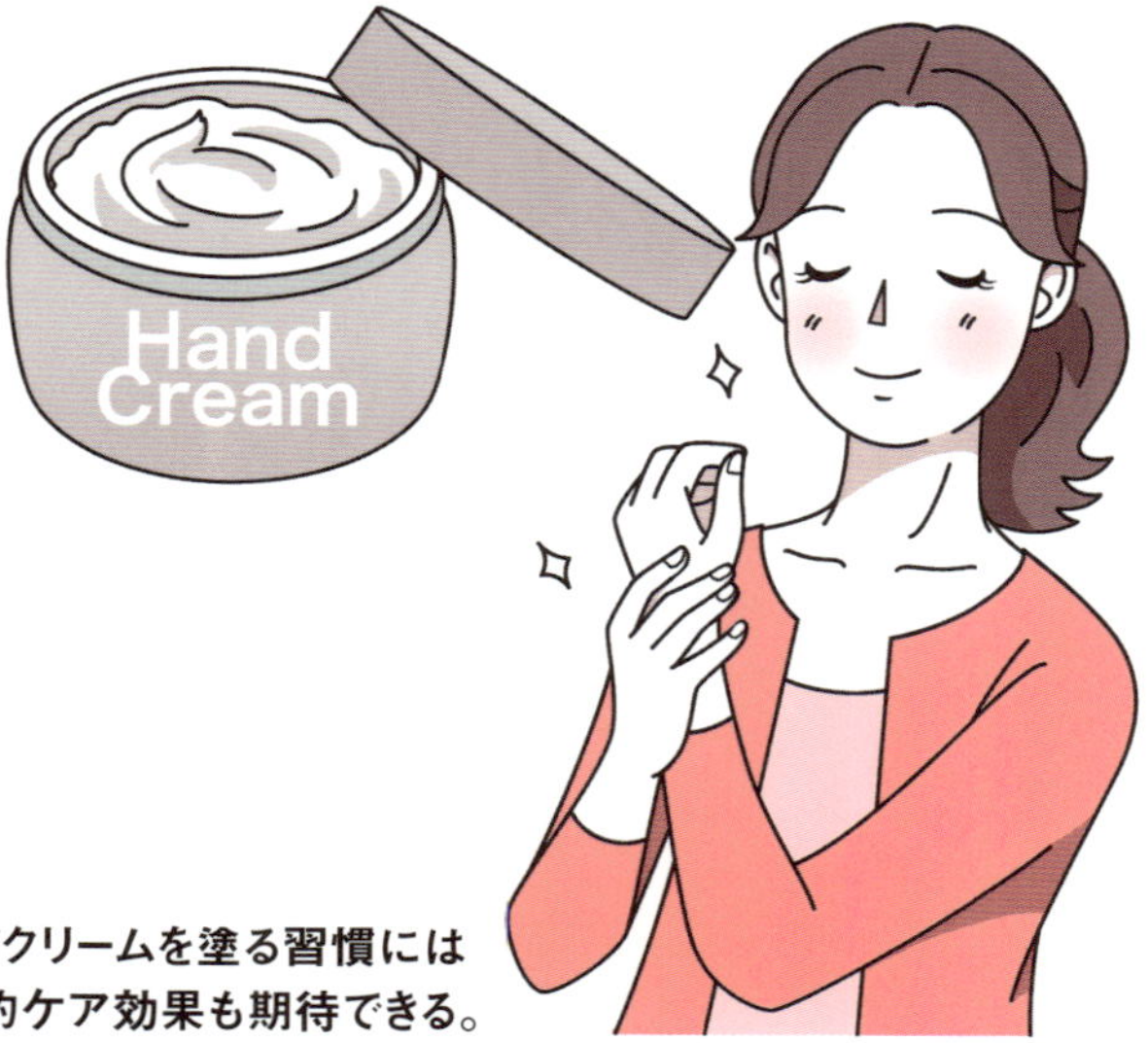

ハンドクリームを塗る習慣には
心理的ケア効果も期待できる。

女性ホルモン・エストラジオールを配合した美容液も

最近の美容液の中には、女性ホルモン・エストロゲンの一種である「エストラジオール」を配合したタイプも販売されています。

手指の美容と健康にとって女性ホルモンの減少は大敵。でも、これを手指に塗れば、直接皮膚からエストラジオール成分が吸収されることになるのです。ヘバーデン結節にお悩みの方には朗報といえるのではないでしょうか。

はそれだけではありません。

私は**「ハンドクリームを塗る」という行為は、究極の「指リラクゼーション」**だと考えています。クリームにはローズ、シトラス、ミントなどさまざまな香りがついていて、嗅覚経由で神経が癒されます。また、やさしくなでるように塗ることで触覚が刺激され、皮膚経由で心身がリラックスします。

それに、「痛いのに1日よくがんばったね」と、自分の手指をいたわるような気持ちで塗れば、へこたれずに明日もがんばろうという心理的なケア効果も期待できるでしょう。

ぜひみなさん、この究極の「リラクゼーションタイム」を大事にしてください。

富永先生
教えて！

もっと知りたい「ヘバーデン結節Q＆A」

Q. ヘバーデン結節は遺伝するのですか？

A. はい。遺伝傾向があります。

ヘバーデン結節は、遺伝する傾向が顕著だとされています。実際、クリニックにいらっしゃる患者さんに聞いても、「母親もヘバーデン結節だった」「おばあちゃんもそうだった」という方が少なくありません。

心当たりのある方は、手指が変形してしまう前のケアが大切。早い段階から「10秒神経マッサージ」を実践しましょう。

Q. ヘバーデン結節は若い人でもなるのですか？

A. 30代でなる人もいます。

ヘバーデン結節の患者さんの大多数は40代以降の女性です。

ただし、なかには30代でヘバーデン結節になる方もいますし、男性にも患者さんがいらっしゃいます。ですから、「ヘバーデン結節＝高齢女性の病気」「ヘバーデン結節＝女性だけの病気」という括《くく》り方はしないほうがいいと思います。

Q. 普通の病院に行く場合、何科を受診すればいいのでしょうか?

A. 最初は整形外科かリウマチ科で。

手指の痛みや変形が気になってきた場合、原因がリウマチである可能性もあるので、まずは「整形外科」か「リウマチ科」を受診して診断を確定させることをおすすめします。

ただ、問題なのは、ヘバーデン結節の診断が出た後です。どんな対応や治療がなされるかは医療機関によってさまざま。なかには、本当に何もしてくれないような病院もあるというのが現状です。

Q. 「10秒神経マッサージ」を指導してくれる医療機関は他にもあるのでしょうか?

A. 他の医療機関ではやっていません。

「10秒神経マッサージ」は、私がオリジナルに考案した治療メソッドです。これからどんどん広めていきたいとは考えていますが、残念ながら、いまのところ他の医療機関で実施しているところはありません。

ただ、本書で述べた通り、「10秒神経マッサージ」はセルフケアでも十分効果を上げていけるメソッド。やり方やコツをマスターして、ぜひ「自分で治す」を基本に取り組んでみてください。

Q. 「10秒神経マッサージ」で神経ポイントがわからない場合、広めにマッサージしてもOK?

A. いいえ。それでは効果はありません。

「10秒神経マッサージ」の効果は、あくまで神経ポイントに刺激を集中させるからこそもたらされるものです。神経ポイントの周辺を何か所も広くマッサージしたとしても、ポイントが外れていれば、ヘバーデン結節への改善効果はまったく期待できません。

ですから、「だいたいこの辺を刺激しておけばいいだろう」という生半可な気持ちは捨てて、神経ポイントの場所をしっかりつかんだうえで実践に移してください。

Q. 「10秒神経マッサージ」では、痛みだけでなく変形も治せるのですか?

A. 残念ながら関節の変形は治せません。

「10秒神経マッサージ」では、手指の痛みや動かしにくさは治せますが、変形までは治せません。だから、手指が変形したり曲がったりする前のケアが大切なのです。

もっとも、「痛み」がとれれば指を再び動かせるようになり、日常生活の支障がほとんどなくなります。

当院では多くのヘバーデン結節の患者さんに、痛み改善の治療効果にご満足いただいています。

Q. かなり症状が進んだ重度のヘバーデン結節でも、治せるのでしょうか？

A. はい。治すことができます。

「痛みをとる」「手指を動かしやすくする」という点で言えば、どんなに重度に進行したヘバーデン結節であろうとも治すことができます。

実際、「ヘバーデン結節外来」には症状を重度に進行させてしまった患者さん方が大勢いらっしゃいます。でも、どの患者さんも「痛み解消」「関節の動き回復」という点での治療効果をたいへんよろこばれ、十分に満足されてお帰りになっています。

Q. 病院で外科手術をすれば、変形も治すことができるのでしょうか？

A. 可能ですが、かなり覚悟が必要です。

ヘバーデン結節の外科手術では、患部を切開してトゲの部分（骨棘《こっきょく》）を削ったり、人工関節を埋め込んだりするなどの方法がとられ、これにより変形を修復することも可能です。

ただし、指はまっすぐになっても痛みがとれなかったり、しびれが残ったりすることもあります。また、手術後はしばらく手指を使えなくなり、日常生活に支障も出るため、それ相応の覚悟が必要です。

Column

ヘバーデン結節治療カルテ③

1年前から右の手指に痛みが発生し、ヘバーデン結節と腱鞘炎の合併症と診断される

D・Sさん（59歳・男性）

ヘバーデン結節になる人の9割は女性です。しかし、男性はならないというわけではありません。ここでは「ヘバーデン結節外来」を受診した男性の例をご紹介しましょう。

D・Sさんは長年にわたって学校の給食調理員として働いてきました。毎日大量の野菜を切ったり、果物を剝《む》いたり、大きな鍋をかき回したり……とても手や指に負担のかかるお仕事です。1年ほど前から右の手指に痛みが発生し、ヘバーデン結節外来を訪れました。最初のうちはだましだましつき合うことができたものの、次第にズキンズキンと痛むようになり、仕事ができない状態になったのだと言います。

「ヘバーデン結節外来」を訪れたD・Sさんの手指の状態を診て、私は「ヘバーデン結節と腱鞘炎の合併症」という診断を下しました。

男女を問わず、手指の疾患が合併するケースは決してめずらしくないのです。でも、初診時にマスターした「10秒神経マッサージ」を朝晩しっかり続けたところ、2週間後には痛みが大幅に軽減して、手指の動きもラクにグーパーをできるまでに回復。D・Sさんはすでに仕事に復帰して活躍をされています。

LESSON 4

「痛みのしくみ」を知っていれば、治りがグッと早くなる!

「痛みのレベル」を数値化する習慣を身につけよう

痛みのレベルを「見える化」する

みなさんは、「痛み」のしくみや扱い方をちゃんと知っているでしょうか。

じつは、これを知らないまま自己流で対処しているせいで、ソンをしている人がものすごく多いのです。ヘバーデン結節の場合も、これを知らずにみすみす症状をこじらせている人が多い。そこで、LESSON4では、回復を早くするための「痛みとの正しい接し方」について述べていくことにしましょう。

まずは「痛みのレベル」についてです。そもそも、**痛みは個人的・主観的なものであり、第三者に理解してもらいにくい**感覚です。きっと、どんなに痛みがつらいかを周りの人に伝えるのに苦労した経験がある人も多いでしょう。

そういう苦労を避けるには、「痛みの度合いを判断する基準」を医師や家族と共有することが大切。たとえば、私のクリニックでは「VAS」というスケールを元に、患者さんに自身の痛みを数値化してもらっています。「まったく痛みの

「VAS」の痛みスケールの目安

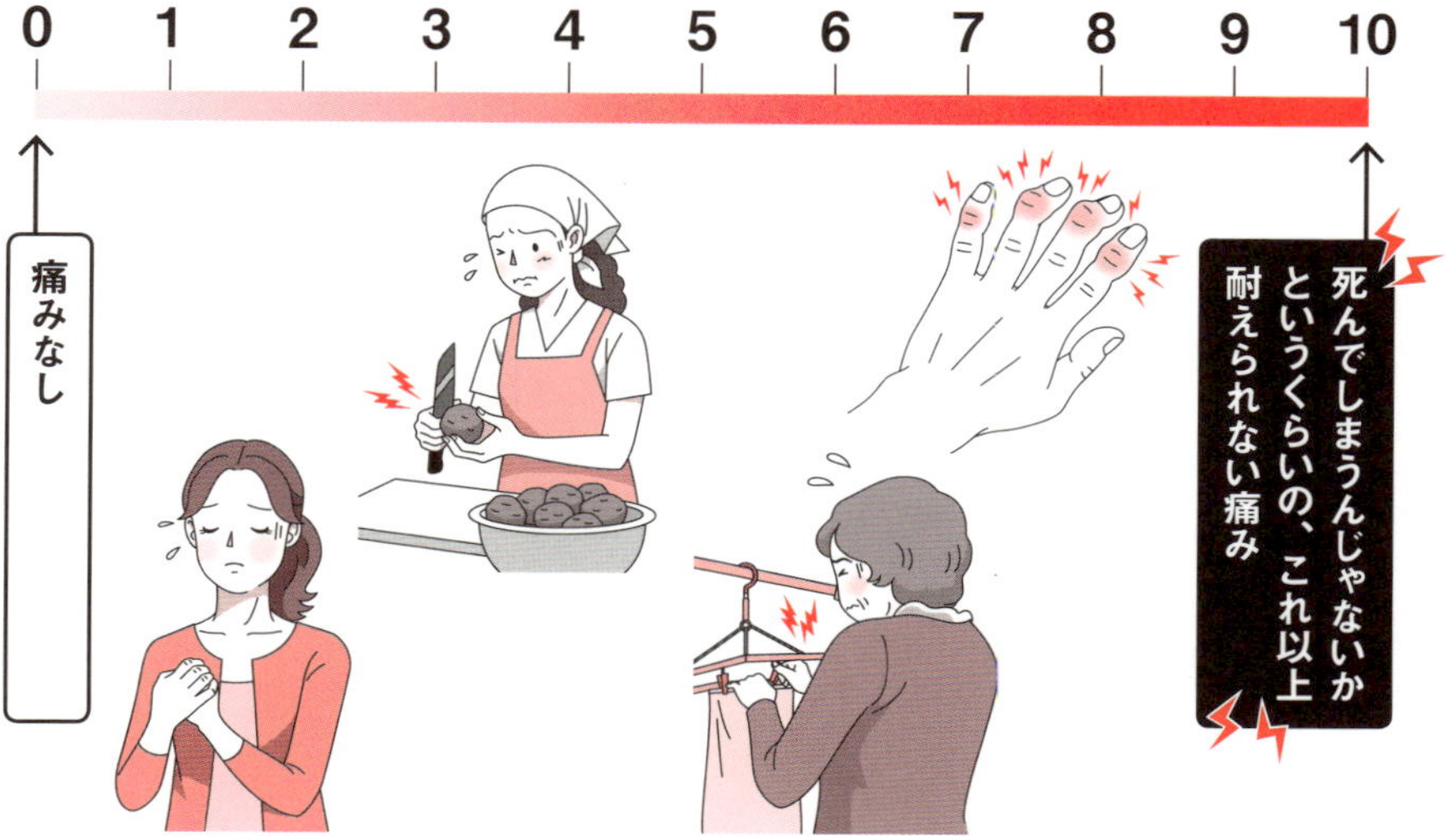

ない状態」を0、「死んでしまうんじゃないかというくらいの、これ以上耐えられない痛み」を10として、いま、悩まされている痛みが10段階のどのレベルなのかを数字で表わしてもらうのです。

これを行なうと、「初診時の痛みが『7』だったのが、再診時には『4』に下がった」というように、患者も医師も状況を把握しやすくなります。

また、**「痛みの数値化」を習慣にしていると、自分自身も治療の効果が実感しやすくなり**ますし、家族など周りの人にも自分の痛みを伝えやすくなります。

ぜひみなさんも、痛みをかしこく扱っていくためのファーストステップとして取り組んでみてください。

「慢性痛」は痛みの感覚が暴走しているようなもの

痛みの警報システムの誤作動

痛みは本来、体の異常を知らせてくれる信号です。

言わば、緊急警報のようなもの。傷を負ったり炎症が起きたりしたときに「痛い」という警報がすぐに送られてこなければ、私たちは危険を察知したり回避したりすることができませんよね。つまり、痛みという警報は、人間がケガや病気から身を守るために欠かせない役割を果たしているわけです。

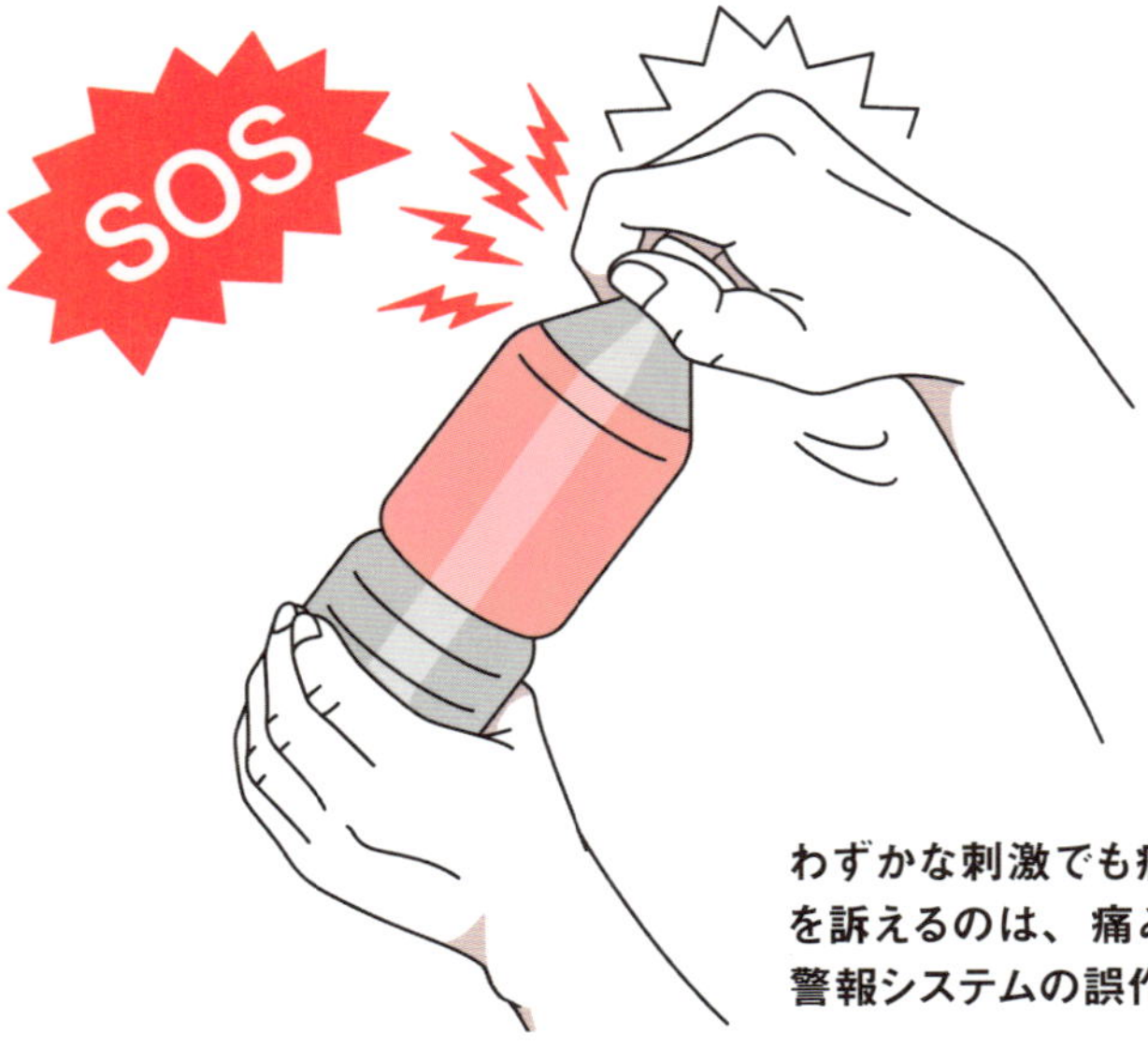

わずかな刺激でも痛みを訴えるのは、痛みの警報システムの誤作動。

しかし、痛みが慢性化してくると、厄介なことにこの警報システムが誤作動を起こすようになるのです。

当初はたいしたことのない痛みでも、改善されないまま3か月以上の時間が経つと「慢性疼痛《まんせいとうつう》」という状態に移行します。そして、この**慢性疼痛になると、脊《せき》髄《ずい》が痛みを記憶してしまい、痛みを発生させた原因そのものは治っているにもかかわらず、痛み続けたり痛みが増強したりする**ようになるのです。原因は治っているのに痛み警報が発令し続けるわけですから、これは痛みの警報システムが毎日のように「誤報」を流し続けるようなものでしょう。

さらに、いつまでも痛みが続くと、脊髄神経が痛みを伝える物質を放出しやすくなり、ほんの小さな刺激でも「痛い！」と認識するようになってしまいます。そして、こういった過敏な状態が続くと、痛くない刺激でも痛いと感じたり、痛い刺激をより痛く感じたりするようになってくるのです。

痛くない刺激を痛いと感じる

ヘバーデン結節を例にとってご説明しましょう。

毎日冷たい水でお米を研《と》ぐたびに指に痛みを感じている患者さんの中には、「台所で冷たい水にちょっと触れただけで痛みを感じる」という方も少なくありません。

でも、冷たい水は、痛みをもたらすようなものでもありませんし、痛みとは何の関係もないものですよね。すなわち、「まったく痛くないはずの刺激」を「痛い！」と感じるほどに、痛みを感じやすくなってしまっているのです。**本来痛くないものに対して痛いと感じるわけですから、痛みの感覚が暴走しているようなもの**と言っていいでしょう。

同じように、ヘバーデン結節の患者さんには、「お箸を持っただけで痛い」「床のゴミを拾うと痛い」「ペットボトルのフタを開けるときに痛い」といったように、日常の一見何でもない刺激に痛みを感じるようになります。

つまり、日々の生活のごく些細なことで「痛み警報発令！」の誤報がガンガン流れ、そのたびにあたふたさせられて、痛みで心身をすり減らしていってしまうことになるわけです。

痛みの悪循環をバシッと断ち切る

では、こうした慢性の痛みに私たちはいったいどう対処していったらいいのでしょう。

それには、誤作動を起こしている「痛みの悪循環回路」をいったん断ち切らなくてはなりません。

そして、そのためには「誤報」が発令されないように、まずはその経路を遮断して、痛みが起こらないようにしてしまうのがいちばんいいのです。

慢性疼痛の悪循環のメカニズム

炎症やケガなどによる痛み

▼

痛みを抱えるうちに、脊髄が痛みを記憶してしまう

▼

原因が治っているのにもかかわらず、
痛み続けたり、痛みが増したりする

▼

痛みに過敏になり、ちょっとした軽い刺激でも
「痛い！」と感じるようになってしまう

つまり、ペインクリニックで行なっている「神経ブロック注射」などがその典型例。神経が伝える痛みの情報をいったん止めたうえで、そこから「誤報」を起こさないような正常なシステムを再構築していくのです。

なお、「10秒神経マッサージ」にも同様の悪循環を断ち切る効果が期待できます。

ヘバーデン結節だけでなく、頭痛でも腰痛でもひざ痛でもそうですが、**慢性の痛みの悪循環を断ち切るには、「まずは痛みをとること」が先決**なのです。ぜひみなさんも、このことをしっかり頭に入れておいて、痛みの悪循環回路をこじらせないようにしていきましょう。

「痛み止め」を自分の判断で飲み続けてはダメ！

効かない薬を飲み続けている場合も

みなさんは日頃、慢性の痛みにどう対処しているでしょう。きっと、市販の痛み止めでしのいでいる人も多いのではないでしょうか。「痛い→痛み止め」というように、市販薬を飲むのが習慣になっている人もいるかもしれません。

しかし、それこそが痛みをこじらせている原因かもしれないのです。

この場合、「痛み止めを飲む」という行為自体は別に悪くはありません。ただ、市販の痛み止めを自分の判断で長く飲み続けることが問題なのです。

そもそも、痛み止めでもっともポピュラーなのは「NSAIDs（エヌセイズ）」という系統の薬です。処方薬ではロキソプロフェン（商品名ロキソニン）、ジクロフェナク（商品名ボルタレン）などが有名です。市販薬では、アスピリン（商品名バファリンなど）、イブプロフェン（商品名イブなど）が該当します。

しかし、これらのエヌセイズ系痛み止めは、急性の炎症を止めるには有効ですが、炎症がない慢性疼痛《まんせいとうつう》には効きません。

つまり、ヘバーデン結節を含め、慢性疼痛に移行した頭痛や肩痛、腰痛などには、いくら飲んでも効果がないのです。

しかも、問題なのは、これを知らないまま、市販のエヌセイズ系痛み止めを長く使っている人が多い点。もともと市販の鎮痛薬は、長期連用してはいけないことになっています。それにもかかわらず長期的に飲んでいれば、胃腸障害や腎臓障害などの副作用が現われかねません。

それに、このように市販薬を用い続けていると、「薬を飲んでいるから別に病院に行かなくてもいいや」という姿勢になりがち。つまり、**長期間医療機関を受診しないまま、みすみす痛みを慢性疼痛化させてしまい、よりいっそう状態をこじらせてしまう**ことが多いのです。

ヘバーデン結節でも、このパターンで状態をこじらせている患者さんが少なくありません。すなわち、自己判断で市販の痛み止めを飲み続けるなど、初期対応を間違うと、いっそう痛みをのさばらせてしまうことになりかねないわけです。

ふさわしい「武器」で痛みを叩く

では、どうすればいいのか。私は痛み関係で困ったときには、迷わずペインクリニックに向かうことをおすすめします。そもそも、痛みという「敵」は、様子を見たり我慢したりすることなく、早め早めに根本的な治療をすることが大切です。

痛みという「敵」のタイプは数知れません。100の痛みがあれば、100通りの原因があります。そして、100通りの治療法があります。その治療薬は、「敵」を効果的に叩くための「武器」のようなものでしょう。

ペインクリニックでは、「敵」のタイプに合わせていろんな「武器」を取り揃えています。大勢の「敵」を一気になぎ倒す機関銃もあるし、標的をロックオンして一発で仕留めるロケットランチャーまである。そういう最新兵器を適材適所に使いこなすことのできる専門家がペインクリニックの医師であるわけです。

こうしたペインクリニックの状況に比べると、多くの人が痛みという「敵」に対して市販薬単独で立ち向かっているのは、かなり無謀なやり方だと言わざるを得ません。私に言わせれば、原因を解決せずに市販薬で対処するのは、石斧をふりかざしてあたりかまわず叩いているようなもの。しかも、ゲームセンターの「モグラ叩き」のように、出ては空振りの繰り返しでろくに「敵」に当たってもいないようにさえ見えます。

石斧と最新兵器、どちらが効率よく効果的に「敵」を叩けるかは、言うまでもありませんね。だから、みなさんの前に**痛みという「敵」が現われたなら、自分で何とかしようとせず、早目にプロの力を借りるべき。すなわち、早急にペインクリニックを受診**するのが賢明なのです。

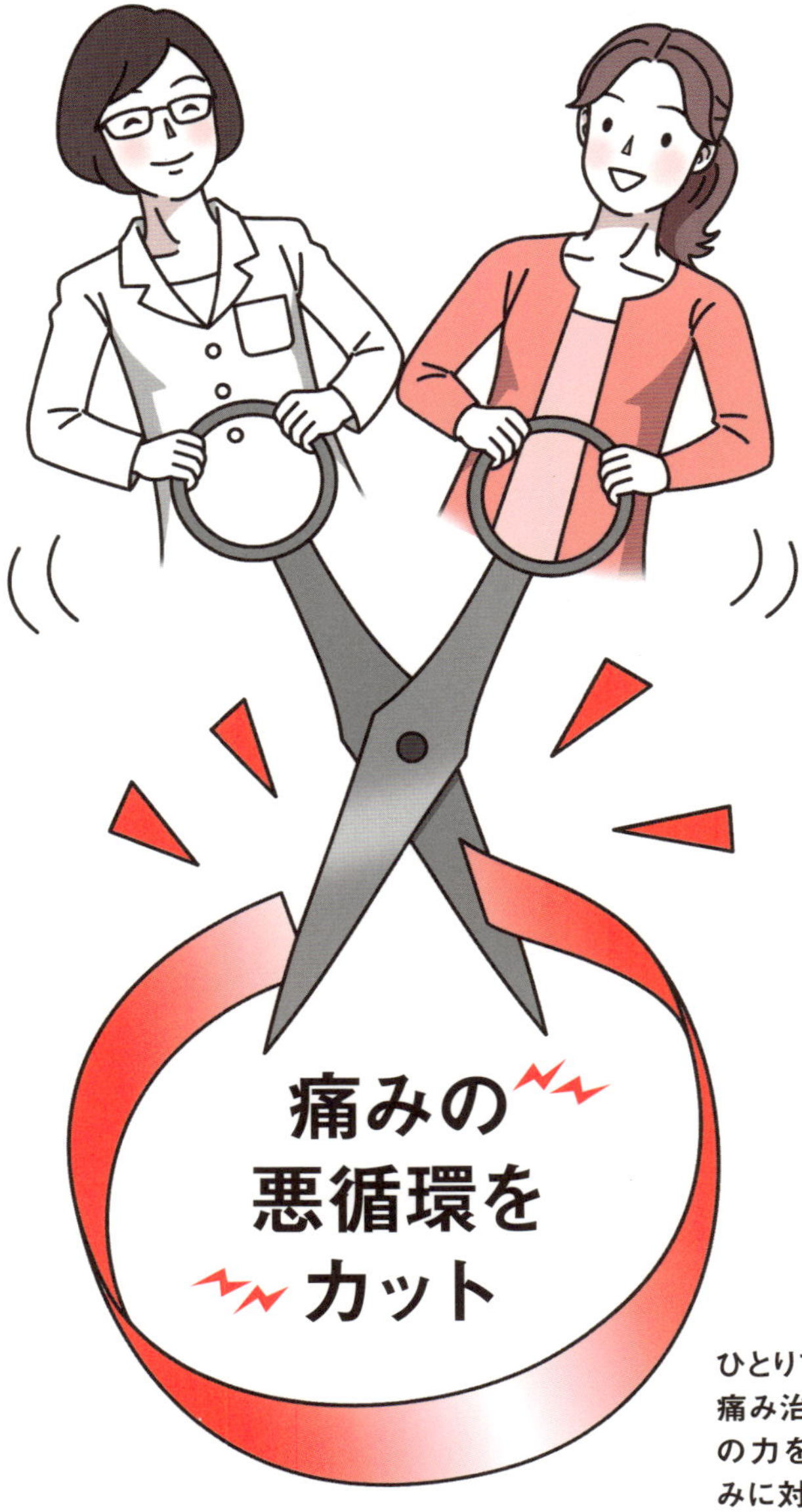

ひとりでがんばらず、
痛み治療の専門医
の力を借りて、痛
みに対処していこう。

指の痛みに悩まされる日々はもう終わりにしよう！

痛みに耐えてがんばってはいけない

誰しも、痛みという悩みを大きくしたくはありませんよね。

でもみなさん、そのために、もっとも「やってはいけないこと」は何か、ご存じですか？

それは「我慢」です。そう言えば、その昔、優勝した力士を「痛みに耐えてよくがんばった！」と誉めたたえた総理大臣がいましたね。

日本人には我慢強さを美徳と考える人

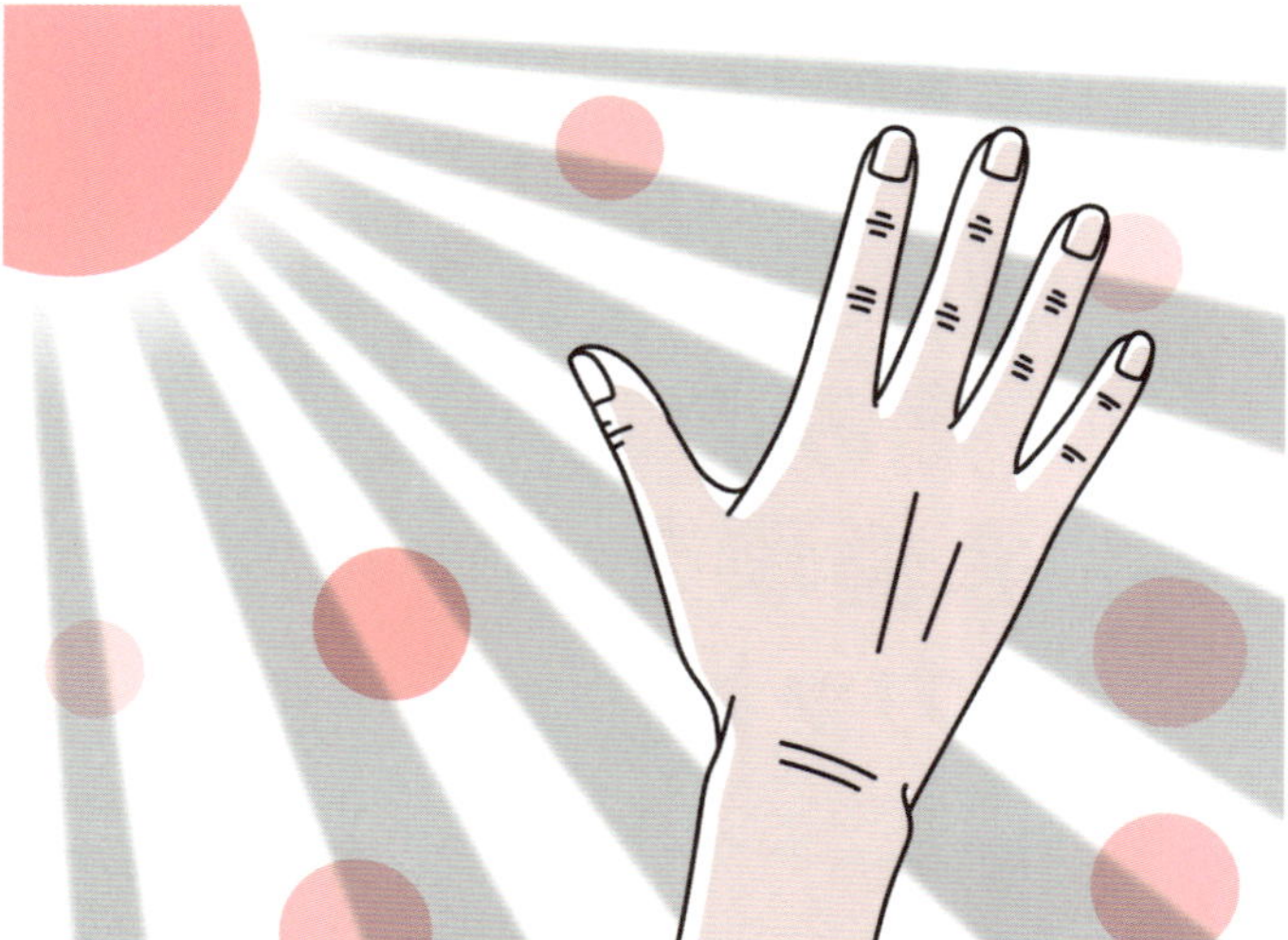

も多いようですが、痛みに耐えて我慢なんかしていたら、その間に痛みが増強し、どんどんこじれる方向へ向かっていってしまいます。だから、「この痛みはおかしいな!?」と思ったら、早め早めに医療機関へ行って、痛みの原因を取り除くようにしていくべき。**「我慢したり様子を見たりせずに、早めに治す」のが、痛み治療の鉄則**なのです。

もちろん、ヘバーデン結節の場合も同じです。痛みや変形などの症状がひどくならないうちに、できるだけ早い段階で本書で取り上げたような治療を行なっていくのがベスト。指の痛みから解放されるには、顔をゆがめて我慢する必要もないし、歯を食いしばってがんばる必要もありません。必要なのは、一刻も早く適切な治療をすること――それに尽きると言っていいのです。

我慢をしても何も救われない

私事になりますが、私は、四国のいちばん東、岬の突端にある小さな漁師町で生まれました。

私が育った当時は、コンビニはもちろん、八百屋さんもお肉屋さんもありません。医療を受けられる場所は、小さな診療所があるだけ。その診療所では、レントゲンや血液検査の設備もなく、できることはせいぜい問診や触診、血圧測定をして、お決まりの薬や湿布を出すくらい。町の人は、多少体が痛かったりつらかったりしても、医療に頼らず我慢をするのが普通でした。

私の伯母などは、「最近、腰がくわる（痛む）んや」と言いつつ、いつも腰に大きな湿布を張って、痛みに耐えながら働いていました。ある日、仕事先で激痛に見舞われ、バスで片道1時間かかる市内の病院で検査をしたところ、膵臓がんが発覚。もう手の施しようがないほどの末期に進んでいました。

また、私の父も体の丈夫さが自慢の漁師で、これまで検診などを受けたことがない人でした。ただ、娘の私が医者になったのをとてもよろこんで、それを機にがん検診を受診。そこで大腸がんが見つかりました。早期に発見できたので大事には至りませんでしたが、もしあのまま放っていたら、伯母と同じ運命をたどっていたかもしれません。

私はこの町に生まれ育ち、我慢をしても何も救われないんだと思い知りました。そして、この町を出て医者になり、痛みをなくすことがどんなに人にとって救いになるかを学んだのです。

痛みが消えれば人生も明るくなる

話を元に戻しましょう。

ヘバーデン結節の患者さんには、何年何十年とさんざん痛みに悩まされてきて、「痛み慣れ」「我慢慣れ」してしまっているような人も目立ちます。でも、それはかなり異常なこと。そういう方こそ、「長くつらい痛みとの闘い」に、できるだけ早く終止符を打つようにしていかねばなりません。

この本でこれまで見てきたように、**へバーデン結節の痛みは、「10秒神経マッサージ」などの治療をしっかり行なえば、着実に解消させていくことができます。**

しかも、かなり重症レベルのへバーデン結節であっても、日常生活でラクに手指を動かせるようにまで治していくことができる。もう痛みを我慢する必要もありません。やるべきことさえしっかりやれば、「指の痛みに悩まされる日々」から、晴れて解放されるのです。

とにかく、へバーデン結節を治す方法はちゃんとあるのです。治す方法があるのですから、これを試さないという手はありません。決してあきらめたり我慢したりすることなく、治療へと舵を切ってください。

痛みがなくなれば、人は以前と見違えるように明るくなります。それに、痛みがなくなると、その人の生活や人生も明るくなっていきます。実際、私はそういう患者さんをもう数えきれないほど見てきました。

ですからみなさん、指の痛みをしっかり治し、これからの生活や人生を明るいものにしてください。へバーデン結節をしっかり克服して、これからの自分の人生をより充実した豊かなものにしていきましょう。

おわりに

痛みに悩まされ続けるのはつらいものです。

よく「苦労は顔に出る」と言いますが、長く痛みに悩まされ続けてきた人は、その痛みのつらさが刻印のように表情に焼きついています。

私がクリニックに開設している「ヘバーデン結節外来」も、そんな方々であふれています。本当に、初診でお会いしてひと目で〝さぞ、つらかったんだろうな〟〝ずっと痛みを抱えて耐えてきたんだろうな〟とわかるような表情の方々が多いのです。

でも、これらの方々の表情は、「診察室に入ってきたとき」と「診察室を出ていくとき」とではだいぶ変わります。どの方も「10秒神経マッサージ」の治療効果を確信し、〝これからはもう手指の痛みに悩まされずに済むんだ〟という安心感を得て、ゆとりのあるやわらかな表情に変わるのです。

私は、「痛みをとる」「痛みをなくす」ということには、非常に大きな力があると考えています。いちばんのプラスは「痛みなく体を動かせるようになること」です。痛みがなくなれば、さまざまな生活動作がラクになったり、仕事や家事がスムーズに運ぶようになったり、何をするにも気持ちが前向きになったり、毎日の生活や人生を楽しめるようになったり――。痛みがとれるだけでその人の人生に数えきれないほどのプラスの力がもたらされるようになるのです。

きっと、ヘバーデン結節の患者さんの表情が大きく変わるのにも、こういうプラスの力が働いているのでしょう。ですから、みなさんも早く痛みと縁を切って、そのプラスの力を自分のものにしてください。

おそらく、みなさんの中にも「日々痛みに我慢して、そのつらさを刻印のように顔に焼きつけてしまっている方」が多いのではないでしょうか。しかし、もう痛みを我慢する必要もないし、つらさに耐えてがんばる必要もありません。本書のタイトルにもあるように、ヘバーデン結節の痛みは自力で治すことが可能なのです。

ぜひみなさん、本書の内容を実践に移して、「痛みに悩まされ続けてきた日々」に終止符を打ってください。そして、温和でやわらかな表情を取り戻していくようにしてください。そうやってひとりでも多くの方が痛みから解放されていくのが、「痛みの専門医」としての私の切なる願いです。

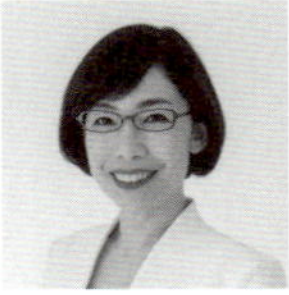

著者プロフィール

富永喜代（とみなが　きよ）

富永ペインクリニック院長。医学博士。日本麻酔科学会認定麻酔科専門医、産業医。1993年より、聖隷浜松病院などで麻酔科医として勤務し、延べ2万人を超える臨床麻酔実績を持つ。2008年には、愛媛県松山市に富永ペインクリニックを開業、ヘバーデン結節外来を開設する。経済産業省「平成26年度健康寿命延伸産業創出推進事業」を委託され、新しい痛み医療のリーダーとして注目される。著書に『こりトレ』（文藝春秋）、『気力をうばう「体の痛み」がスーッと消える本』（アスコム）、『ヘバーデン結節、腱鞘炎、関節リウマチ…手のしびれ・指の痛みが一瞬で取れる本』（青春出版社）など。「中居正広の金曜日のスマたちへ」などテレビ出演多数。

STAFF

イラスト……西田ヒロコ
デザイン……鈴木大輔・仲條世菜（ソウルデザイン）
編集協力……高橋 明
校正……くすのき舎

指先の激痛・腫れ・しびれ
ヘバーデン結節は自分で治せる！

2019年10月10日　第1刷発行
2023年 6 月10日　第24刷発行

著　者……富永喜代
発行者……永岡純一
発行所……株式会社永岡書店
〒176-8518　東京都練馬区豊玉上 1-7-14
代表☎ 03（3992）5155
編集☎ 03（3992）7191

DTP……編集室クルー
印刷……誠宏印刷
製本……ヤマナカ製本

ISBN978-4-522-43767-4　C0047